养肺抗霾书

主编　秦丽娜

中国纺织出版社

图书在版编目（CIP）数据

养肺抗霾书 / 秦丽娜主编. — 北京：中国纺织出版社，2018.4（2024.5重印）

ISBN 978-7-5180-4340-8

Ⅰ.①养… Ⅱ.①秦… Ⅲ.①补肺—基本知识 Ⅳ.① R256.1

中国版本图书馆 CIP 数据核字（2017）第 282099 号

责任编辑：樊雅莉　　　　　　责任印制：王艳丽

中国纺织出版社出版发行

地址：北京市朝阳区百子湾东里A407号楼　邮政编码：100124

邮购电话：010—67004422　传真：010—87155801

http: //www.c-textilep.com

E-mail: faxing@c-textilep.com

中国纺织出版社天猫旗舰店

官方微博http://weibo.com/2119887771

北京一鑫印务有限责任公司印刷　各地新华书店经销

2018年4月第1版　2024 年 5 月第 2 次印刷

开本：787×1062　1/16　印张：12

字数：178千字　定价：49.80元

凡购本书，如有缺页、倒页、脱页，由本社图书营销中心调换

前　言

如今提起“雾”，人们常常会在它后面加一个“霾”字。一字之差，却是天壤之别。有雾的时候，顶多是能见度降低，出行不便。可霾带给人的却是恐惧，是对身体致命的伤害，它就像戴着神秘面纱的杀手，潜伏在我们周围，无孔不入，无声无息，伤人于无形。而首受其害的就是肺，污浊的空气，尤其是雾霾中的PM2.5，可以通过呼吸道、皮肤毛孔进入肺，直接危害人们的身体健康。

作为一名医生，笔者深知肺对人体有多重要。众所周知，生命在于呼吸，呼吸停止，生命也就结束了，而肺就是人体最重要的呼吸器官，负责气体的交换，吐故纳新，为身体供应充足的氧气，维持生命活动，这是其他任何器官都代替不了的。

从中医角度来讲，肺的作用就更大了。《黄帝内经》中说：“肺者，相傅之官。”如果把身体比喻成一个国家的话，那肺就是丞相，掌控呼吸及全身气、血、水液的输布。而且在五脏中，肺高居其他四脏之上，诸邪入侵，必先犯肺，它就像盾牌一样，充当着五脏六腑的保护伞。

也正因为肺承担着无比重大的责任，所以，肺又被称为“娇脏”，极易受外界环境的伤害。尤其在雾霾日益严重的情况下，原本吐故纳新的肺几乎成了藏污纳垢的场所。可是，即使空气污染再严重，人也是要呼吸的，不然生命怎么维持呢？所以，如何在雾霾天养好肺，如何通过养好肺来减少雾霾的伤害，已经成了迫在眉睫的问题。

基于此，笔者根据多年临床经验的总结，编写了这本书，目的就是要教给大家一些有效、实用的养肺方法，让大家在雾霾侵袭之下能轻轻松松养好肺，少得或不得肺病，最终守护好我们人体的“森林”。

目 录

No.1 雾霾之下，您的肺还好吗

No.2 解除肺之患，养肺与抗霾要同时进行

No.3 清肺、润肺抗霾毒，饮食调理很关键

No.4 雾霾不分季节，养肺却要顺“时”而为

No.5 运动能强肺，但方法要靠谱

No.6 精准取穴，捏捏揉揉也能养肺

No.7 十面“霾”伏，养好肺才能少生病

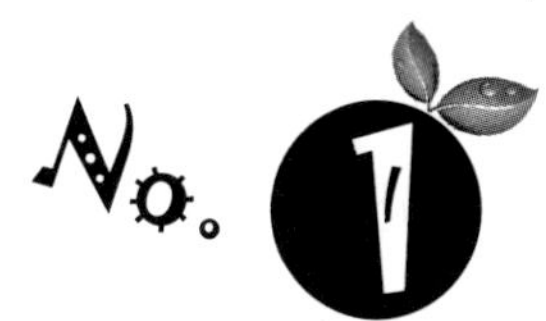

雾霾之下，您的肺还好吗

肺是人体的森林，一呼一吸之间，升清降浊，吐故纳新，供给人体氧气，以维持生命。可是，如今雾霾重重，空气污染日益严重，空气中的有害物质也会随着呼吸进入人体，而肺处于五脏六腑的最高位，是脏腑的保护伞，最容易受雾霾伤害。所以，雾霾之下，保养好人体的这一片森林至关重要。

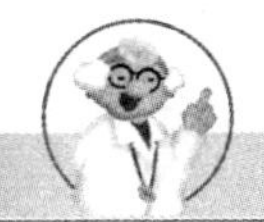

肺是人体的小森林

我们知道，森林里的树木通过呼吸作用，吸入二氧化碳，生成供人体利用的氧气。而人体的肺，也是主呼吸的，它就像人体里的小森林，吸入氧气，呼出二氧化碳，来维持人体的生命活动。

肺如同一棵树，是人体自带的净化器

仔细观察人体肺部的结构示意图，你会发现，人的肺就如同一棵呈倒立状态的大树，通过呼吸运动来完成人体与外界的气体交换，而且在气体交换的过程中，肺还把吸入身体的空气进行了清洁、过滤。

先来看一下肺树的结构

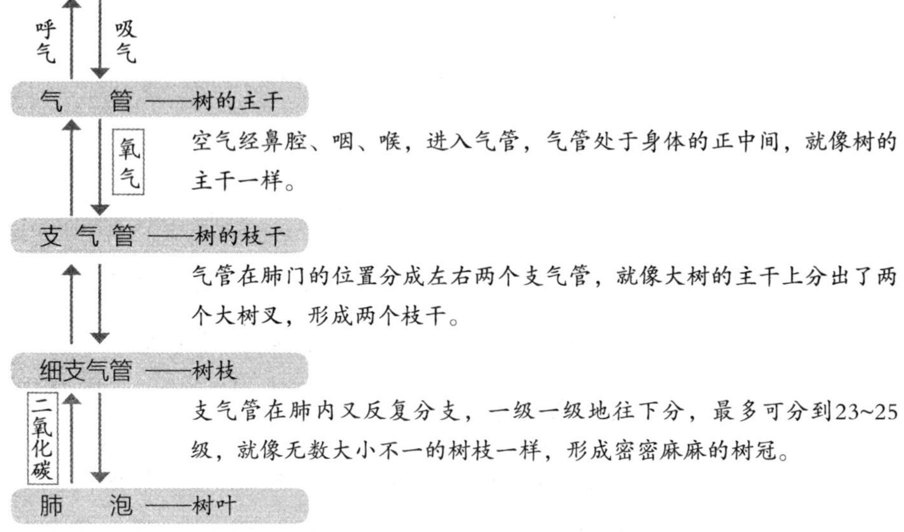

肺泡里面是空的，吸气时，肺泡就会鼓起来；呼气时，肺泡就会瘪下去。肺就是通过这样的呼吸运动，完成了气体交换过程。

再来了解一下肺的自净功能

从上页图可见，人体吸入的空气是直接进入肺部的，而人每吸一口气约为500毫升，每天吸入的空气在1万升以上，这些空气中除了有用的氧气外，还含有大量微生物、有害粉尘颗粒或毒物，它们可能成为肺部炎症、肿瘤及全身性疾病的致病原因。所以，肺系统本身就有一套很完善的自净体系，也可以说是人体自带的净化器。

第一道净化装置——纤毛

人的鼻腔、气管中分布着许多上皮纤毛，且覆盖有大量黏液。这些纤毛虽小，但作用非常大，负责把吸入的废物扫出去。

◎粉尘等大颗粒物：基本在上呼吸道（鼻腔、咽、喉）就会被黏液吸附，而这些细细的纤毛就像小扫帚一样，从下往上快速摆动，将附在黏液上的废物从身体里往外扫，一直扫到口鼻部，然后你就会感觉有痰或鼻涕，通过咳嗽或擤鼻涕的方式将废物排出体外。

◎直径在2~10微米的颗粒物：它们会进入下呼吸道（气管、支气管），被黏液吸附在气管或支气管壁上。这里的纤毛清除功能更强一些，通过有力、协调、有节奏地摆动，将被黏液吸附的颗粒向喉、咽方向移动，一直到达咽部后，或被吞咽，或被咳出，为每一次呼吸扫清道路。

第二道净化装置——巨噬细胞

对于那些直径小于2微米的细颗粒物，纤毛的作用就有限了，这些细颗粒物会直接进入肺泡。这时，第二道净化装置就开始启动了，就是巨噬细胞（属于一种大吞噬细胞，也是一种免疫细胞）。

吞噬细胞是专门负责打扫肺内卫生的，能将有害的细颗粒物吞噬，成为尘细胞，并被运至细支气管，再被纤毛扫到喉部，随痰排出体外。

现在大家清楚肺的自净功能了吧，它就像人体的防御体系，足以清除一般空气中的废物，抵御轻微的空气污染。

肺功能强大，生命动力才足

我们常说："人活一口气。"这口气指的是什么呢？最直观的理解自然是氧气。氧气是生命活动的动力之源，只有有了足够的、新鲜的氧气，身体功能才能正常，在有病菌或外邪侵袭的时候，身体的免疫系统才能进行抵御，维持身体的健康。而将人体所需的氧气带进体内，再把体内的二氧化碳排出体外这一工作，正是肺通过呼吸运动来完成的。这个过程能不能顺利进行，都取决于肺是否足够健康。

肺健康，其通气功能、换气功能、自净功能都会很强大，吸入体内的空气中的垃圾会被肺的自净系统清除干净，气体交换的过程也会更顺利，充足的、新鲜的氧气从肺泡迅速向血液扩散，通过血液输送至全身的组织细胞，使人体的各项生命活动得以顺利进行。

可是，如果肺不健康了，那它的通气、换气、自净等功能都会发生障碍。想象一下，呼吸运动不能正常进行了会怎么样？越来越多的空气中的有毒物质聚集在肺和呼吸道内，进入血液和身体组织细胞的氧气不再新鲜，甚至根本不能满足生命活动的需要，出现缺氧症状。同时，身体组织细胞产生的二氧化碳也不能被及时排出体外，逐渐在体内增加、堆积、潴留，影响细胞正常代谢和气体交换，轻则会影响我们正常学习、工作和生活，重则会导致肺泡的结构与功能被破坏，引发许多肺部疾病甚至全身性疾病，发生呼吸衰竭，危及生命。

总之，肺的健康，关系着全身的健康，这是牵一发而动全身的关系。为了维持身体健康，提高生命质量，我们必须养好肺。

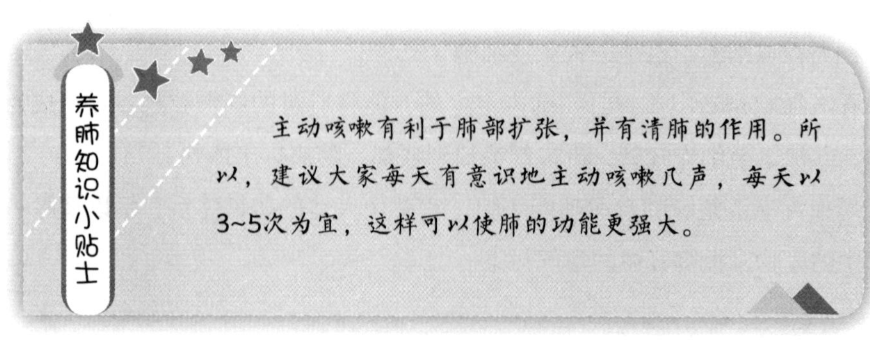

肺最不能受“气”

人的呼吸是靠肺部来进行的，是其他任何器官都代替不了的。拥有一个健康的、活力十足的肺，可供给人体生命活动所需的氧气。可是，也正因为如此，肺也是最不能受“气”的器官，尤其是以下这4种“气”最伤肺。

生气发脾气

人们在生气时经常会说这样一句话：“气得我肺都炸了！”这句话还真不夸张，因为人在生气的时候，很容易就会呼吸急促，脾气大了还会产生气逆、肺胀、气喘咳嗽等不适症状，对肺部健康的影响极大。

吸烟的毒气

大家都知道吸烟有害健康，尤其是对肺部健康的危害极大，很容易诱发各种肺病，甚至肺癌，可是生活中的烟民数量还是居高不下，他们不仅对自己的健康不负责任，还严重危害到了别人，因为二手烟对肺的危害比直接吸烟的危害还大，很多人不得不被动吸烟，这也是导致国人肺病发病率居高不下的重要原因。

雾霾

雾霾的组成成分非常复杂，包括数百种大气颗粒物。其中，直径小于10微米的颗粒物能直接进入并黏附在人体上下呼吸道和肺叶中，引起鼻炎、支气管炎、哮喘、过敏等病症，对呼吸系统的危害最大，这也是本书要重点讲的一种气。

油烟气

炒菜的过程中会产生大量的油烟，其中含有一氧化碳、二氧化碳、氮氧化物等有害物质，难免会被做饭的人吸入身体里，对肺造成伤害，尤其是餐馆里的大厨、烧烤摊上的小贩们，受到油烟的伤害更大。

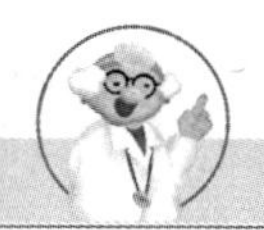

雾霾来袭，肺首受其害

近几年，我国大部分城市频频出现重度雾霾，眼看着污染指数一路飙升直至爆表，人们的健康也日益被笼罩在这一片阴霾之下。污浊的空气可以通过呼吸道、皮肤毛孔进入肺，直接危害人们的身体健康。

雾霾到底有多毒

我们天天说雾霾有毒，对身体危害大，可到底什么是雾霾呢？它到底毒在哪儿？不少人还真说不清楚，下面就来具体了解一下。

雾和霾的区别

雾和霾常常相伴而生，所以我们平时也习惯把雾和霾连在一起叫，其实，雾和霾是两种不同的事物，它们是有很大区别的。

项目	雾	霾
主要成分	低层水汽凝结而形成	空气中的灰尘、硫酸、硝酸、细菌、病毒颗粒等悬浮在空中而形成
相对湿度	≥90%	<80%
能见度	<1千米	<10千米
厚度	几十米至200米	1~3千米
边界特征	边界很清晰，过了“雾区”可能就是晴空万里	霾与周围环境边界不明显
颜色	乳白色、青白色	黄色、橙灰色
日变化	一般午夜至清晨最易出现	特征不明显，当气团没有大的变化，空气团较稳定时，持续出现时间较长，有时甚至可持续1周以上

尽管界定明确，但在实际观察和研究中，雾和霾却不太容易区分，因此常统称为“雾霾”。

PM2.5：无孔不入的“隐形杀手”

雾霾持续的时间越长，对身体的伤害越大，其中的罪魁祸首就是PM2.5。PM2.5中文名叫细颗粒物或入肺颗粒物，指的是空气动力学直径≤2.5微米的颗粒物。2.5微米是个什么概念？还不到人的头发丝粗细的1/20。正是由于它们特别小，所以才危害特别大。

◎PM2.5的比表面积更大，可以吸附更多的有毒、有害物质。

◎PM2.5可以完全吸收和散射太阳光，造成能见度下降。

◎体积小，重量轻，PM2.5在空气中漂浮时间长，还可被大气环流带到较远的地方，想要完全避开它们几乎没有可能。

◎PM2.5被吸入人体后，可以通过呼吸道进入支气管和肺泡，在肺泡内积聚，干扰肺内的气体交换，引发哮喘、支气管炎等多种疾病。

因此，PM2.5对健康，尤其是呼吸系统的危害特别严重，而且这种伤害避之不及，防不胜防，可以说是真正的“隐形杀手”。

PM2.5重灾区：堵车地段、停车场、空调房、燃煤厂、发电厂等

堵车地段：汽车尾气是PM2.5的主要来源之一，特别是在长时间堵车的地段，汽车尾气更加集中，浓度更高。

应对策略：关闭两侧车窗，可打开天窗透气。

停 车 场：停车场汽车集中，废气太多，而且汽车进出也容易扬起烟尘，是PM2.5的重灾区。

应对策略：别在停车场里待太久，更不要在车里休息。

空 调 房：空调长期使用且不清洗的话，空调内部就会积聚大量的细菌、病毒或螨虫。空调一开，它们都会随着风吹出，浮游在空气当中，成为制造PM2.5的重要来源，造成空气污染。

应对策略：对空调进行定期清洗、消毒，并尽量少使用空调。

燃煤厂、发电厂等：日常发电、工业生产等过程中，经过燃烧会排放大量的残留物，是PM2.5的主要来源。

应对策略：尽量远离这些区域。

呼吸系统是雾霾打击的第一对象

雾霾天对人体呼吸系统的伤害最大，这已成为多数人的共识了，这是为什么呢？我们先来看一下人体呼吸系统的组成，呼吸系统是由呼吸道和肺两部分组成：

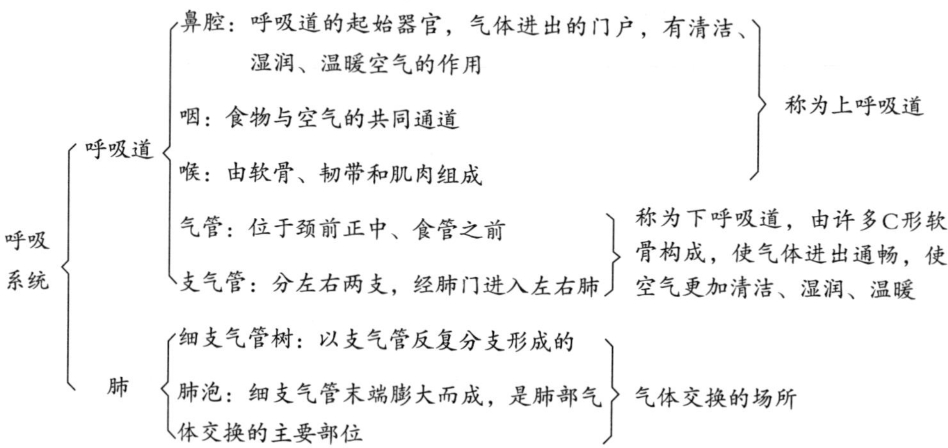

从上面的图中，我们可以看出，呼吸时，气流经鼻、咽、喉、气管、主支气管及肺内的各级支气管，最后到达细支气管的末端——肺泡，气体交换就是在肺泡和毛细血管之间进行的。这个过程使得呼吸系统与外界环境接触最频繁，而且接触面积较大，人在进行呼吸时，空气中的颗粒物也会随之进入人体，并且黏附在人体上下呼吸道和肺叶中，并且有一部分还会被吸入肺中，直接危害呼吸系统的健康。

PM2.5削弱肺的防御体系

虽然肺本身有自净功能，能清除空气中大部分污染物，但是，雾霾中的PM2.5非常小，人的呼吸道不能隔除它们，它们会直接进入肺泡中。肺泡是用来做气体交换的地方，那些颗粒被巨噬细胞吞噬，就永远停留在肺泡里了。

人们每次呼吸时，会往肺部深处吸入大约50万个微粒，可是在受到污染的空气中，吸入的微粒则比平时多100倍。如果持续、大量地吸入PM2.5，肺泡沉淀的颗粒物越来越多，那么肺的这道防御屏障就会慢慢变得非常脆弱。肺吸入氧气的能力降低，肺泡中巨噬细胞的吞噬功能和生存能力也会下降，导致肺排除污染物的能力下降。

另外，大家还要明白一点，对人体危害最大的其实并不是PM2.5本身，而是它身上吸附的那些细菌、病毒或有害化学物质。它们进入人体后会发生物理和化学反应，特别容易引发哮喘、支气管炎、慢性阻塞性肺病、肺部肿瘤、间质性肺疾病等呼吸系统疾病。

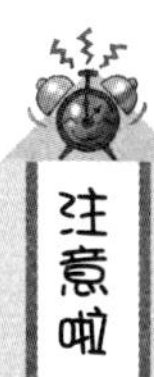

虽然PM2.5对呼吸系统伤害最大，但也不仅限于此，它对心血管系统、神经系统、皮肤等也都会有不良影响。

雾霾之下，红肺变黑肺

前面讲了，雾霾中的PM2.5会进入肺泡后，巨噬细胞把它们吞噬了，然后就聚积在了肺里。但是，如果雾霾很严重，持续时间长，人生活在这样的环境中，每天吸入大量的PM2.5，那么，肺里积存的垃圾就会越来越多，日久天长肺就变黑了。

一般来说，肺黑的程度往往体现了肺部病变的严重程度。

正常的肺 粉红色，红嫩，有弹性，触摸起来很柔软。

↓

芝麻肺 看起来像正常肺上撒了黑芝麻，红黑相间，仍有弹性，但摸起来柔软中带有颗粒感。

↓

煤渣肺 接近全黑，几乎看不到正常肺的粉红色，已失去弹性，触摸起来有坚韧的感觉或煤渣样感觉。

↓

全黑肺 像黑炭一样，无弹性，触摸起来有坚韧的感觉。

那么，有没有什么办法来判断自己的肺是不是变成黑色了呢？很遗憾地告诉你：没有。目前X线片、CT等检查还不能检查肺的颜色，只能是在医生开胸手术后才能观察到，以上说的肺黑变化，完全是临床经验的总结。这里让大家了解一下，就是要提醒大家，一定要注意防霾抗霾养好肺，否则，等到肺变黑了就晚了。

肺功能简单自测

雾霾对肺功能的影响非常大，当肺沦为藏污纳垢之地后，肺功能差就不仅仅是老年人才有的了，越来越多的年轻人也会出现肺功能变差的问题。那么，如何判断自己的肺功能好不好呢？当然，最准确的方法是去医院做肺功能检测，但有些人嫌麻烦，不愿意跑医院，那么，不妨先在家用一些简单的方法，粗略地判断一下自己的心肺功能。

爬楼梯法

用中等速度一口气登上三楼，如果没有明显气急、胸闷等不适的感觉，就说明心肺功能良好。否则，就说明心肺功能比较差了。

吹火柴法

点燃一根火柴，尽力去吹，如果距离15厘米吹不灭，说明肺功能有问题；如果距离5厘米还吹不灭，说明肺功能很差，应抓紧就医了。

憋气法

深吸一口气，憋住，如果憋气时间能达到30秒以上，就表示心肺功能很好；如果能憋气20秒以上，心肺功能也不错；如果达不到20秒，就说明心肺功能较差。

小运动量试验

原地跑一会儿步，待脉搏增快到每分钟100~120次，停止活动后，如果在5~6分钟内脉搏恢复正常，就说明心肺功能正常。

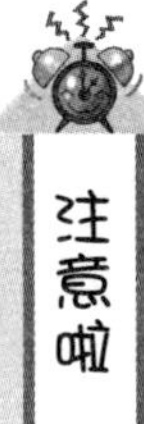

注意啦

一旦测出来肺功能不好，平时还经常有咳嗽、胸闷等症状，一定要及时去医院进行专业的肺功能检查，以排除疾病隐患，尤其要当心慢性阻塞性肺疾病。

不可忽视的肺功能检查

肺功能检查可以反映出肺部潜在的许多问题，是衡量肺部变化的最直观、最客观的指标。所以，建议大家定期进行肺功能检查，尤其是40岁以上的肺病高危人群，如呼吸道反复感染者、“老烟枪”们、有家族病史者、长期从事粉尘接触工作的人，更应该定期到医院进行肺功能检查。

肺功能检查的项目及测定指标众多，下面给大家介绍几个比较重要的肺功能指标。

肺功能指标	定义	正常参考值	临床意义
潮气量（VT）	平静呼吸时每次吸入或呼出的气量	0.5升	用于计算每分钟通气量和调节呼吸机
补呼气量（ERV）	平静呼气后所能呼出的最大气量	男：0.91升 女：0.56升	反映了肺的气储备功能
肺活量（VC）	最大吸气后能呼出的最大气量	男：3.5~4升 女：2.5~3升	异常见于限制性病变和严重梗阻
1秒量（FEV_1）	用力呼气时第一秒能呼出来的气体容量	男：3.0~3.3升 女：2.2~2.4升	反映通气障碍的类型和程度
肺总量（TLC）	深吸气后肺内所能容纳的最大气体量	男：5升 女：3.5升	限制性病变时减少，阻塞性病变时可增多
每分钟最大通气量（MVV）	以最快的速度和尽可能深的幅度进行呼吸时，所测得的每分钟通气量（测定时，一般只测15秒，将测得值乘4即可）	男：(104+2.71)升 女：(82.5+2.17)升	评价一个人所能从事运动量大小的一项重要指标，异常见于胸廓、气道及肺组织的病变
呼吸频率（BF）	每分钟呼吸的次数	14次/分	中枢抑制时可减少，肺部病变时可增快

当肺功能检测数值降低时，说明人体内部的氧供应不足，一旦身体做需要大量消耗氧的动作，就可能会导致头痛、头晕、胸闷、记忆力下降、失眠等不良反应，所以，当肺功能出现异常时，一定要重视起来，千万不能忽视，以免给身体健康造成许多无法挽回的损伤。

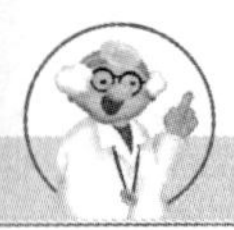

肺伤了，这些求救信号一定要看懂

肺部疾病的早期症状并不明显，主要是咳嗽、痰多、胸闷、喘息或呼吸困难，有些人觉得并不严重，忍忍就过去了，殊不知，这些小症状其实就是肺发出的求救信号，如果忽视它们，不及时治疗，就很有可能给肺部健康留下严重隐患。

总是感冒或感冒超过2周不愈

感冒，也叫上呼吸道感染，但它却不仅仅是上呼吸道的问题，因为上呼吸道向内连接下呼吸道、肺，如果上呼吸道出现问题，外部细菌从这里长驱直入身体内部，对身体造成的伤害就不仅仅是肺了，可能心脏、神经系统也会出问题。所以，如果你感冒超过2周都没好，还加重了，那就有必要做进一步的检查，以排除患气管炎、肺结核或其他疾病的可能。

另外，从中医角度来讲，总是反复感冒是肺卫不足导致的，只有调理好肺脏，才能远离感冒。

总是咳嗽

咳嗽是人体的条件反射，也是肺部对身体实施保护的一道天然屏障，正常人每天可能都会咳嗽几声，可以把呼吸道中的异物和分泌物咳出来。但是，如果总是咳嗽，那就说明身体出了问题。

◎咳嗽症状较轻，痰较少易咳出，不会引起呼吸困难，大多是感冒引起的。

◎发病较急，初期多为干咳，逐渐出现咳嗽、咳痰等不适，严重时因呼吸困难而出现缺氧，嘴唇变为青紫色（发绀），这可能是患了支气管炎。

◎刺激性干咳，继而咳出白色黏液痰或带血丝痰，同时伴有高热、气促、口唇发绀、鼻翼扇动等现象，这很有可能是患了肺炎。

◎干咳，喉部疼痛，声音嘶哑，甚至发不出声音来，这是急性喉炎的表现。

◎连续2周咳嗽、有痰或痰中有血丝，且伴有低热、潮热、盗汗、乏力等症状，有可能是患了肺结核。

◎连续多天干咳、胸闷，之后痰渐渐增多，而且还咳不出来，且伴有发热、鼻塞、咽喉痛、咳嗽等呼吸道感染现象，则是哮喘的先兆症状。

痰液发生变化

痰是气管、支气管的分泌物或肺泡内的渗出物，是反映肺部健康的晴雨表。健康人一般不咳或只咳出少量白色痰液，吸烟者或是有呼吸道疾病，甚至是肺部发生病变的患者，痰液的量和颜色都会发生相应的变化。所以，通过对痰颜色、痰量及气味的观察，能帮助辨别出不同的肺病。

第一步：看痰量 如果痰量增多，就要考虑可能患了支气管炎或肺部疾病。

↓

第二步：看痰多时是否伴有气促、气喘 如果有，则有可能是肺炎或肺气肿。

↓

第三步：看是否发热 如果是急性咳嗽，痰液黏稠且伴有发热，则可能是肺炎或肺结核。

↓

第四步：看痰液颜色和黏稠度

◎透明痰或白痰：多见于风寒感冒；

◎白色泡沫状痰：常见于长期吸烟者及慢性支气管炎；

◎黄色脓性痰液：多见于肺炎、支气管炎、肺脓肿等导致的继发性肺部感染；

◎黄绿色或灰色：可能是肺炎或慢性支气管炎；

◎红色或红棕色（咳痰带血）：可能是肺结核或支气管扩张；

◎痰液稀薄：多见于慢性支气管炎或哮喘症状重；

◎痰液黏稠：多见于急性支气管炎、哮喘或肺炎的早期。

不停打喷嚏

当人的鼻腔受到刺激时，比如刺激性气味、空气中的飞絮或粉尘等，就会打喷嚏，有时连着打上两三个喷嚏，这都是正常的。但如果连续不停地打喷嚏，阵发性发作，每次都连续打5个以上，并且伴有鼻痒、鼻塞、流涕等症状，那就是肺的卫外功能减退，患上过敏性鼻炎了。

胸闷

胸闷是一种很常见的症状，也因此最容易被忽略。如果持续或反复发生胸闷气短，甚至伴有呼吸不畅、胸痛等症状，则应警惕心肺出现问题了。一些肺部疾病，如哮喘、支气管炎、气胸、肺气肿等，都会有病理性的胸闷症状。这里教给大家一个简单的方法，可以判断你是不是病理性胸闷。

方法：开窗通风，呼吸新鲜空气，调节好情绪，如果你的胸闷感很快消失了，那么，你就可以放宽心不用紧张了。否则，你就有必要去趟医院咨询医生了。

经常便秘

按理说，便秘与大肠的关系最密切，不过，大肠的排便功能与肺的宣发功能是紧密相关的，因为在中医学里，肺与大肠相表里，肺有问题，也会在大肠反映出来，便秘就是症状之一。所以，如果便秘了，除了要考虑肠胃问题，也要从肺上找找原因。

皮肤病

中医认为，肺主皮毛，皮肤是人体营卫之气运行的器官，免疫和防御能力通过皮肤和毛发的微循环来实现，如果肺脏功能出现问题，营卫之气虚弱，皮肤代谢功能变差，就容易受外邪侵袭而致病。所以，如果一个人皮肤出现了问题，多与肺脏有关系。

皮肤疾病	反映的肺部问题
皮肤干燥，没有光泽，面容憔悴	肺气虚
风疹、过敏性皮肤病	肺卫不固
痤疮、酒渣鼻、牛皮癣、色斑	肺热

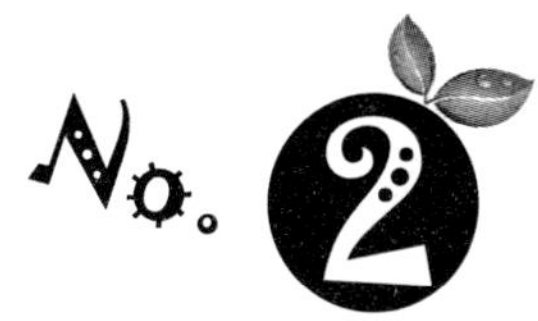

解除肺之患，养肺与抗霾要同时进行

网上有一句经典吐槽：“十面霾伏天，出门折寿日。”看似夸张，但的确反映了雾霾对健康的危害。雾霾之下，肺危机重重，雾霾对肺的伤害都是在人不知不觉的情况下发生的，养护肺已经到了刻不容缓的地步。所以，我们在想方设法对抗雾霾的同时，更要用科学、有效的方法养好肺，双管齐下，才能雾霾不侵、百病不生。

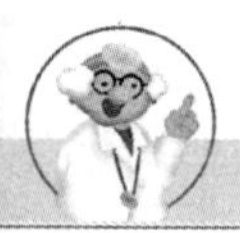

养肺之前先要明明白白认识肺

关于肺的生理作用，西医和中医的看法是有很大区别的，所以，在采取方法养肺抗霾之前，我们有必要弄明白，肺到底是干嘛的？

西医学中的肺——人体的中央空调

肺是呼吸系统最重要的器官，它位于胸腔内，膈的上方，纵隔的两侧，上通喉咙，外有肋弓的保护，是人体最大的器官之一。

肺的生理结构

肺有两个，分别位于胸部的两边，肺有分叶，左二右三，共五叶。肺的形态可分为一尖、一底、两面和三缘：

◎肺尖：就是肺上端，呈钝圆形，向上经胸廓上口突入颈根部。

◎肺底：位于膈肌上面，又称膈面。

◎两面：对向肋和肋间隙的面叫肋面，朝向纵隔的面叫内侧面，该面中央的支气管、血管、淋巴管和神经出入处叫肺门，这些出入肺门的结构，被结缔组织包裹在一起叫肺根。

◎三缘：膈面、肋面、内侧面相交而构成的前、后、下三个边缘。

肺的生理作用

在整个呼吸过程中，肺是气体交换的中心，外界的氧气和体内产生的二氧化碳就是在肺泡内进行交换的。肺的这一生理作用，就好比一个功能强大的智能中央空调，对内外气体进行调节和控制，也有提供动力的作用，而肺脏的组织就像空调的过滤网，把空气中的废物、污染物过滤掉，以给身体各组织器官供给最新鲜的氧气。

空调的过滤网用得时间长了，脏了，就需要定期清洗、更换。肺也一样，过滤的脏东西多了，也会变脏、变黑，发生病变，影响呼吸功能。

中医眼中的肺——相傅之官

在中医学中，肺在五脏六腑中的地位是很高的，一是因为肺的位置最高，诸邪入侵，必先犯肺，同时又可以保护诸脏免受外邪的侵袭，因此又被称为“娇脏”“五脏六腑之华盖”；二是因为肺在人体内的作用很重要，《黄帝内经·素问》中说：“肺者，相傅之官，治节出焉。”“相傅”是辅助君主的意思，也就是说肺相当于一朝的宰相，一人之下、万人之上，统领着其他脏腑，使脏腑都能保持正常的生理活动，掌控呼吸及全身气、血、水的输布，这就是“治节”。

下面就来具体了解一下中医学的肺脏。

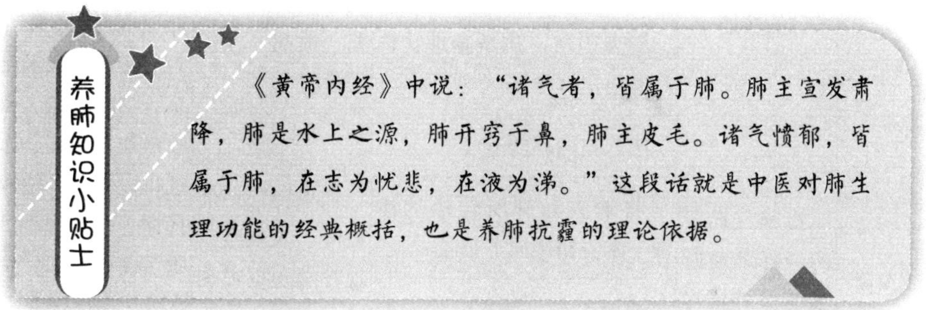

肺主气，司呼吸，负责吐故纳新

肺主气，是指一身之气都归属于肺，由肺所主。这是因为，人体气的生成主要依赖于肺吸入的清气和脾胃运化的水谷精气。司呼吸，是指肺通过有节律的呼吸运动，完成体内外气体的交换，保证人体正常的新陈代谢。

肺主气的作用主要取决于肺的呼吸功能，肺的呼吸均匀和调是气的生成和气机调畅的根本条件。如果清气不能吸入，浊气不能排出，新陈代谢停止，人的生命活动也就终结了。

肺朝百脉，助心行血全靠肺气

朝，就是聚会的意思，肺朝百脉，就是指全身的血液，都要通过经脉而聚会于肺，通过肺的呼吸，进行体内外清浊之气的交换，然后再通过肺气宣降作用，将富有清气的血液通过百脉输送到全身。

我们都知道，心脏的搏动是血液循环运行的基本动力，而血液的运行，又有赖于肺气的推动和调节，即肺气具有助心行血的作用。如果肺气虚弱或壅塞，就会导致心血运行不畅，甚至血脉瘀滞，出现心悸胸闷、唇青舌紫等症。

肺主宣发和肃降，相反相成调畅全身

<table>
<tr><th>项目</th><th>概念</th><th>生理功能</th><th>病理表现</th><th>相互关系</th></tr>
<tr><td rowspan="3">主宣发</td><td rowspan="3">指肺气向上升宣和向外周布散的功能</td><td>排出体内的浊气</td><td rowspan="3">如果肺气宣发不利，人就会出现呼气不利、胸闷、咳喘、鼻塞、喷嚏、无汗等症状</td><td rowspan="7">肺气的宣发和肃降功能是升降出入、相反相成的关系，二者协调，则呼吸均匀通畅，水液得以正常的输布代谢；一旦失调，则会使呼吸失常，水液代谢出现障碍</td></tr>
<tr><td>将脾所转输的津液和水谷精微布散到全身各处</td></tr>
<tr><td>宣发卫气，调节腠理，将汗液排出体外</td></tr>
<tr><td rowspan="4">主肃降</td><td rowspan="4">指肺气向下的通降和使呼吸道保持洁净的作用</td><td>吸入自然界的清气</td><td rowspan="4">如果肺气不能肃降，人就会出现呼吸短促或表浅、咳痰、咯血等症状</td></tr>
<tr><td>将清气和脾所转输的津液、水谷精微向下布散</td></tr>
<tr><td>通调水道，使水液代谢产物下输膀胱</td></tr>
<tr><td>肃清肺和呼吸道内的异物</td></tr>
</table>

肺主行水，为水上之源

肺主行水这一功能是通过肺气的宣发、肃降作用来实现的：

◎肺气宣发，可将脾输送上来的津液和水谷精微中轻清的部分，向上向外布散，到达头面部及全身的皮肤腠理中，并调节汗液的排泄。

◎肺气肃降，可将脾输送上来的津液和水谷精微中较为稠厚的部分，向内向下运送到其他脏腑中，而那些多余的水液和脏腑产生的浊液，则被输送至肾和膀胱，最后变成尿液排出体外。

总之，肺负责推动和调节全身水液的输布和排泄，一旦出现问题，就会发生水液停聚而生痰湿，甚至发生水肿。

五脏是一个整体，养好四脏肺才健康

在中医理论中，五脏六腑是一个整体，在生理和病理上都是相生相克的。所以，大家在养肺的时候，也要注意其他脏腑的调理，只有五脏和谐，肺才能健康。

肺与其他脏腑	生理关系	病理关系	临床应用
肺与大肠	表里相和的夫妻关系，其中肺在里为妻，大肠在表为夫	大肠的传导有赖于肺气的肃降；若大肠积滞不通，反过来也影响肺气的肃降	一些肺热咳嗽、哮喘、胸痛等肺部不适，可用通大便的方法调理
肺与心	心主血，肺主气，二者是气和血相互依存、相互滋生的“难兄难弟”关系	肺失宣肃，可致血液运行失常；反之，心的功能失调，血行异常，也会影响肺气的宣肃，出现心肺亏虚、气虚血瘀等证	在治疗肺气虚证时，可加上当归、红枣等补益心血的食药材
肺与脾	脾为土，肺为金，土生金，二者为脾肺相生的母子关系	肺所需的津液及气，要靠脾所运化的水谷精微来供应，若脾气虚，则会使肺气不足，同时水湿运化无力，出现久咳不愈、痰多而稀白的症状	用补脾的办法养肺（培土生金法），可防治感冒和肺病，比如痰饮咳嗽，就应将健脾燥湿与肃肺化痰的方法并用
肺与肾	肺为金，肾为水，二者是金生水、水润金，金水相生的母子关系，其中肺为母，肾为子	肺气的宣肃有赖于肾阳的推动和温煦；肺气的肃降也有利于肾的纳气；肾主水，肺行水，两脏相互配合，才能共同完成水液的代谢	肺气不足的人可以通过补肾气的方法间接补肺气，以先天之气促进后天之气
肺与肝	肝主升，肺主降，一升一降，相互协调，调畅人体气机	肝升太过，会出现气火上逆犯肺，造成咳嗽、气喘、咯血等症状；肺失清肃，可引发肝失疏泄，在咳嗽时出现胸胁胀痛、头晕头痛、面红目赤等症状	脾气暴躁、爱发怒的人出现咳嗽、哮喘、咯血等呼吸系统疾病时，要注意疏肝、平肝

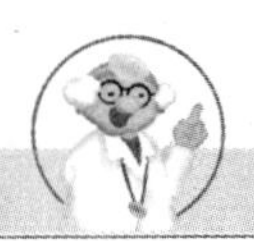

一宣肺

宣肺，又称宣白，因为肺属金，其色白而得名，是指宣通肺气的方法。这种方法主要是针对外感表证的治疗，所谓“表”是指肌表，表证是指病变部位在体表，病情较浅。

我们知道，肺是主宣发的，宣发就是将脾输送来的精气向上升宣、向外布散，这样肺气才会宣发，体表的卫气才能抵御外邪。可是，肺是娇脏，特别容易受到外邪的侵袭，而外邪来袭时，首先侵犯的就是体表和上呼吸道，使肺气宣发不出来，卫气也就无力抵抗外邪，就会使人出现外感表证的表现，所以，这时候，我们要做的就是要宣肺，宣可发表、散邪、疏肺气。当肺气顺利地宣发出来了，体表的卫气强大了，就能把外邪赶跑了。

表证又可分为表寒证、表热证，治疗用药也是不一样的。

表证	病因	临床表现	中医治法	常用食药材	代表中成药
表寒证	外感风寒	发热、怕冷、无汗、全身酸痛、鼻塞或流清涕、咳嗽痰白、口不渴、舌苔薄白	辛温解表	麻黄、桂枝、荆芥、防风、细辛、紫苏、羌活、白芷、生姜、葱白等	感冒清热颗粒、小青龙颗粒、通宣理肺丸
表热证	外感风热	高热、有汗或无汗、咽红或咽喉肿痛、口渴、咳嗽痰黄、舌尖红	辛凉解表	柴胡、葛根、牛蒡子、薄荷、桑叶、升麻、蝉蜕、桔梗、菊花等	银翘解毒片、桑菊感冒片、双黄连口服液

食疗效方——桔梗粥

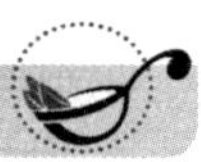

原料：桔梗10克，大米100克。

做法：将桔梗择净，放入锅中，加清水适量，浸泡5～10分钟后，水煎取汁，加大米煮成粥即可，每日1剂。

功效：可宣肺、化痰、止咳。适用于外感风热引起的咳嗽、痰黄黏稠或干咳难咳等症。

二清肺

在中医上，清肺可不是“清理肺部”的意思，而是指肺中有火，祛除肺火的一种治疗方法。与宣肺相比，清肺适用的病情比较深重，热邪已经入里化火了。

肺火，也叫肺热，肺在五脏中为“娇脏”，就是非常娇嫩的脏腑，最容易受外邪感染而生热化火，同时，其他四脏任何一脏有热，也都会传导给肺而引起肺热，引发气管及肺部疾病。所以，当有肺火的时候一定要及时清肺。但是，肺火有实火和虚火之分，清肺火的时候一定要分清。

肺火	病因	临床表现	中医治法	常用食药材	代表中成药
肺实火	外感风热，常和感冒同时发生	呼吸气粗、鼻干唇燥、鼻出血、咽喉肿痛、口干口渴、咳黄痰甚至痰中带血、大便干燥、痤疮等	疏风解表清肺利咽	桑叶、桔梗、黄芩、桑白皮、生甘草、菊花、百合、罗汉果、荸荠、白萝卜、冬瓜等	板蓝根冲剂、羚羊清肺丸、夏桑菊冲剂、急支糖浆
肺虚火	肺火初起时未得到及时治疗，久病则虚，实火会发展成虚火	口燥咽干、干咳无痰或少痰、咳痰不爽、久咳不愈、皮肤干燥、手足心热、盗汗等	养阴清肺	麦冬、天冬、沙参、西洋参、百合、生地、山药、鸭肉、梨、莲藕等	养阴清肺丸

食疗效方——杏仁雪梨山药糊

原料：杏仁10克，雪梨1个，怀山药粉100克，白糖适量。

做法：杏仁用开水浸，去皮，洗净；雪梨去皮，洗净，取肉切粒，与杏仁一起搅碎成泥状；用清水适量，把杏仁梨泥、怀山药粉、白糖调成糊状，倒入沸水锅内（沸水约100毫升），不断搅拌，煮熟即可。

功效：清肺养阴，化痰止咳。

三润肺

中医在提到润肺的时候，通常会在前面加上两个字——滋阴或养阴，即滋阴润肺或养阴润肺，是治疗肺阴虚证的方法。所谓的肺阴虚，就是指阴液不足而不能润肺，主要表现为干咳、痰少、咽干、口燥、手足心热、盗汗、便秘、苔少质红少津、脉细而数或咳血等。

造成肺阴虚的原因主要有内外两方面：

◎外因：就是外感燥热之邪所致。我们知道，肺为娇脏，喜润恶燥，燥热的空气通过口鼻、皮肤进入肺，耗伤肺津，使肺失于濡润，这也是肺阴虚证每到秋燥季节就会加重的原因。

◎内因：由于久咳伤肺，或肾阴不足，使肺脏阴津不足或亏虚，肺失滋润所致。

若果肺阴虚证不能及时调治，时间久了，还会累及肾阴，导致肺肾阴虚。所以，当肺出现阴虚症状时，一定要及时滋阴润肺。常用药物有百合、生地、玄参、贝母、麦冬、沙参、杏仁等，常用的中成药有蜜炼川贝枇杷膏、百合固金丸、秋梨膏等。肺阴虚者平时也可以多吃一些滋补肺阴的食物，如糯米、莲藕、银耳、豆腐、甘蔗、梨、山药、冰糖等。

食疗效方——川贝雪梨猪肺汤

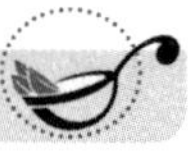

原料：猪肺120克，川贝母9克，雪梨1个，盐适量。

做法：将猪肺洗净，切片，放开水中煮5分钟，捞出用冷水洗净；川贝母洗净，打碎；雪梨连皮洗净，去蒂和梨心，梨肉连皮切小块；将所有材料全部放入沸水锅内，小火煲煮2小时，调味后随量饮用。

功效：滋阴润肺，化痰止咳。

养肺知识小贴士

清肺与润肺都需要养阴，但二者是有区别的，清肺是以清热解毒为主，针对热证，如黄痰黄涕、咳嗽、便秘、高热或喘等，用的是清泻法；润肺则是以滋阴润燥为主，针对干燥、不足、亏虚而言，如口、鼻、咽喉、皮肤、大便干燥，干咳等，用的是补法。

四补肺

中医讲的补肺，补的是肺气，所以我们经常这样说：补肺益气，这是中医治疗肺气虚证的方法。所谓的肺气虚，就是指肺气不足或衰弱的状态，原因主要是由于久咳不愈，耗伤肺气；平素体弱，肺气不足；或者是脾虚，使水谷精微不能上输至肺所致，常见于疾病的后期或慢性支气管炎、哮喘等慢性肺系疾病。

临床上，肺气虚的人，主要会出现四种病理表现。

肺气虚病理表现	理论依据	临床表现	治疗方法	常用食药材
呼吸功能减退	肺主气，肺气虚会使体内外气体交换障碍，气不够用了	咳嗽、气短、声低、息微等症状，稍一劳动气喘吁吁、呼吸困难	调补肺气，同时还要补脾，以培土生金	人参、黄芪、党参、白术、山药、甘草、莲子、芡实、红枣、牛肉、鸡肉、糯米等
卫阳虚弱	肺气虚，卫气不足，卫外功能低下，使人体抗病能力低下，容易感染外邪	易感冒、自汗、怕冷等	益气固表	
水液停聚	肺主行水，肺气虚就无力行水了，体内水液的输布代谢就会出现障碍，聚集起来就会生湿生痰	痰液清稀、水肿等	不仅要补肺，还要健脾补肾	
面色不荣	肺主皮毛，肺气虚，水谷精微不能被输送至皮毛，皮肤、肌肉、毛发就会失于濡润	皮肤或毛发干燥、皱缩、瘙痒，秋冬气候干燥时尤其突出	补肺养阴，气阴双补	

食疗效方——红枣糯米粥

原料：糯米100克，红枣15枚。

做法：将糯米和红枣洗净，用水浸泡半小时，然后放入锅中，加水煮成粥即可。

功效：补肺益气，补血滋阴。

五温肺

温肺，又称温肺散寒，是肺寒证的治疗方法。肺寒本属阳虚，肺阳虚就是指肺阳不足或亏虚，卫外不固，不能温煦身体而出现的症候。主要是由于内伤久咳、久喘、肺气耗损所致，通常年高体弱的人最容易出现，而且一到寒冷的季节，病情就会加重。

中医认为，人的生命是靠阳气来推动的，阳气就是人体的热能，对五脏六腑、气血经络等都能起到温煦的作用，是推动人体各项生理活动的动力。所以，一旦人体内的阳气不足了，也就是虚了，那温煦人体的热能就少了，这时人体的第一感觉就是冷，肺阳虚的人也是一样，最为明显的一个症状表现就是畏寒怕冷，此外，还会有咳吐涎沫、质清稀而量多、短气息微、自汗、易感冒、面白神疲、口不渴等症状。

所以，对此类病证，就宜用辛温解表药来温肺散寒，比如细辛、桂枝、麻黄、干姜、葱白之类，还要多吃些壮阳气、温补阳气的食药材，如黄芪、锁阳、桂圆、豆蔻、狗肉、羊肉、肉苁蓉、海虾等，以上这些都是临床上常用的。

食疗效方——黄芪牛肉汤

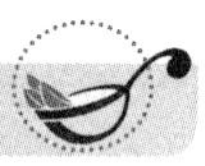

原料：牛肉250克，黄芪、防风、白术各10克，红枣10枚，姜片、葱段、盐各适量。

做法：将牛肉洗净，切成小块，焯水，撇去血沫，捞出后过凉；将黄芪、防风、白术、红枣分别洗净，与牛肉一起放入锅中，加入适量清水，大火煮沸后，转小火炖煮至牛肉熟烂，加盐调味即可。

功效：益气补肺、强身健体，对于素体阳虚、容易感冒、喜热恶冷的人来说，食用后具有很好的温阳补肺的功效。

养肺知识小贴士

在中医临床上，温肺又常常结合补脾来进行，这就是中医学中的培土生金法。因为在中医五行理论中，脾属土，肺属金，脾土生肺金，二者是母子相生的关系，通过补脾可以从根本上补肺益肺。

这些防霾护肺利器，你都准备好了吗

防霾口罩：雾霾天出门不能少

雾霾是从口鼻进入身体的，所以，抵御雾霾首先要选对口罩，雾霾天出门时务必要戴好。目前经常提到的防霾口罩属于专业防护口罩，能有效防护空气中悬浮的各类颗粒状和其他空气污染物，给佩戴者提供呼吸防护。

防霾口罩选择指南

◎口罩种类建议选KN90型。所谓KN90，是指口罩对PM2.5的捕获能力为90%，如果捕获能力为95%，则称为KN95。KN95型口罩虽说防霾效果更好，但密封严、透气相差，容易导致呼吸困难，戴久了会因缺氧而引发头晕、胸闷，特别是儿童、老人、患有心肺系统疾病的人更应谨慎选择。

◎尽量选择有呼吸阀的口罩。呼吸阀是一种单向阀门，在呼气的时候可以让气体快速排出，佩戴时感觉相对更舒适，不会有紧闷的感觉，尤其是对在户外有一定劳动强度的人更适合。另外，戴眼镜的人也建议选择带有呼吸阀的口罩，可避免眼镜起雾。

佩戴防霾口罩的注意事项

◎佩戴口罩，必须使其完全罩住鼻、口及下颌部，保持口罩与面部紧密贴合，避免有漏风的地方。

◎戴口罩要注意卫生，一次性口罩不能重复佩戴，可重复使用的口罩也必须每天清洗、消毒，不能连续多天戴同一个口罩，也不应随意把口罩塞进包里或口袋里。

◎戴口罩的时间不宜过长，因为口罩外部会吸附大量颗粒物，造成呼吸阻力增加；而口罩内部也会吸附呼出气中的细菌、病毒等，使口罩成为一个新的污染源，降低防护效果。

空气净化器：室内除霾好帮手

PM2.5是无处不在的，出门可以戴防霾口罩，在室内怎么办呢？很多家庭都选择买个空气净化器来除霾。但是，市场上空气净化器品牌众多，我们该如何选择、如何使用呢？

选择空气净化器的关键

◎市场上的空气净化器以过滤式最为常见，看其能否对抗PM2.5，主要看其过滤网的孔径是否小于2.5微米，如HEPA滤网，对直径0.3微米以上污染物的吸附能力高达99.97%以上。

◎看净化能力：一般CADR（洁净空气输出比率）数值越高，表示净化器的净化效能越高，如果家里面积较大，应选择单位时间净化风量较大的空气净化器，比如30平方米的房间，最好选择120米^3/小时的空气净化器。

◎看噪声：噪声越小的净化器，质量越好，如果在高档位，也基本可以控制在60分贝以下，睡眠模式则控制在40分贝以内，说明质量不错。

◎考虑进出风口设计：空气净化器的进出风口设计有单向的，也有360° 环形设计的，如果房间格局允许，最好选择环形进出风设计的空气净化器，这样可以全方位净化空气，效果更好。

使用空气净化器的注意事项

◎注意摆放位置：空气净化器最好放在房屋中间，与墙壁、家具的距离保持在1米以上，不要放在离人体太近的地方。

◎定期更换过滤网：在空气污染比较严重的情况下，滤网用上几个月就已经很脏了，需要定期清理或更换，否则就会造成空气净化器净化功能下降，过滤网上积聚的灰尘、霉菌还可能给室内空气造成二次污染。

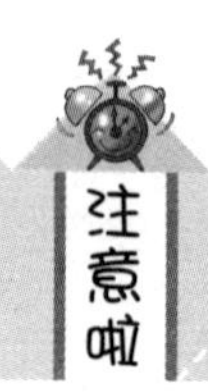

哮喘患者如果在使用空气净化器的过程中出现气喘、呼吸困难等过敏症状，应立即停用。

防雾霾纱窗：空气净化器的绝妙搭档

在雾霾天时，应尽量关闭门窗，以防止PM2.5进入室内，但这样也阻挡了空气的流通，使室内空气没法得到及时循环。这是个让人很纠结的问题，所以，市场上一种防雾霾纱窗应运而生。

与空气净化器不同的是，雾霾是先进入到房间里再进行净化的，而防雾霾纱窗是直接将雾霾挡在了外边。所以，如果能把空气净化器与防雾霾纱窗配合使用，就能进一步提高室内空气的净化水平，更好地起到防霾作用。

现在，市场上常见的防雾霾纱窗主要有两种，各有利弊，下面就来了解一下。

防雾霾纱窗种类	防霾特点	弊端
纯物理阻隔技术	依靠防雾霾窗纱孔径足够小，阻挡PM2.5等颗粒的通过，比如核孔膜、离子膜等，孔径小于10纳米，远远小于PM2.5，肉眼根本看不到，对雾霾有较好的阻隔效果	最大的问题是过滤效果与滤网透气性相矛盾，阻隔率越好的防雾霾窗纱透气性越差，如果要达到超高的阻隔率，换气率势必要下降
静电吸附技术	依靠防雾霾窗纱材质自身静电性能吸附雾霾颗粒，主要是靠自然风，自然风吹过纱网的时候会产生一些负极静电，利用负极静电的特性，对微尘中带负电的粒子进行负负相斥，来达到阻隔作用	这种技术的吸附能力到底有多大，质疑较多，特别是在实际使用环境下，要有一定的风压才可以，而雾霾天气通常是无风的，因此，这类防雾霾能否吸附大部分雾霾，保证室内空气质量，有待进一步观察

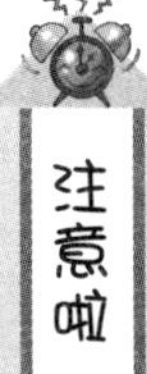

注意啦

市场上的防雾霾纱窗有不少是假冒伪劣的，所以，大家在购买时一定要选择好品牌，购买有相关资质的正规厂家的产品。

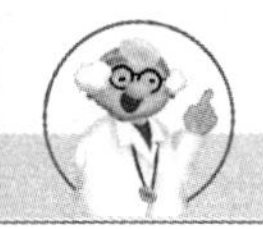

生活中的抗霾养肺绝招

肺是一个十分娇气的脏器，既不耐热也不耐寒，稍不注意就会受伤，再加上隔三差五的雾霾天，更是雪上加霜。所以，在日常生活里，我们一定要采取正确、有效的方法来抗霾养肺，以取得最好的效果。

雾霾天开窗通风有讲究

一直以来，人们都有清晨早起开窗透气的生活习惯，可是在雾霾天，应不应该开窗通风，这还真是个问题。不开窗，室内空气不流通，容易导致微缺氧，老人和小孩都受不了；开窗，雾霾就进到室内了，室内空气也被污染了，这可怎么办呢?

雾霾天可短时开窗通风

即使是雾霾天，也应该开窗通风，如果长时间不开窗，屋内的微生物和细菌就会大量繁殖，二氧化碳浓度也逐渐升高，当达到一定程度时，人就很容易生病或发生缺氧现象。

所以，雾霾天也不能全天紧闭门窗，每天至少要开窗两次，建议在上午10点和下午3点前后。这两个时段是空气质量相对较好的时间，每次开窗通风20分钟左右。如果家中有流感患者，就更需要每天开窗换气，这样可以避免将流感病毒传染给其他家人，还可以预防多种其他呼吸道传染病。

开窗换气也要讲技巧

雾霾天开窗时，不能把窗户完全打开，应将窗户打开一条缝儿通风，这样可避免雾霾随风直接吹进来。如果遇到连续雾霾天，空气污染严重时，通风换气时可在纱窗附近挂上湿毛巾，这样能够起到一定的过滤、吸附作用，减少进入室内的雾霾。

雾霾天外出回家后及时清洗

为减小雾霾对肺及身体的伤害，雾霾天外出时要戴好口罩，做好防护，回到家后，首先要做好三件事。

第一件事：脱外衣

雾霾中一些比较大的颗粒物会黏附在衣服上，所以，外出回家后第一件事就是要脱掉外衣，并将衣物及时清洗干净，可以避免对室内的二次污染。

第二件事：清洗皮肤和鼻腔

回到家后，第二件事就是要及时清洗皮肤、漱口、清理鼻腔，可以降低PM2.5对皮肤和呼吸道的伤害。

◎ 清洗皮肤：用温水洗脸、胳膊等裸露的皮肤，可以将附着在皮肤上的雾霾颗粒有效清洁干净。但要注意，不要过度清洗和使用洗涤化学品，避免对皮肤和呼吸道的二次损伤。洗漱完后，抹一些护肤润肤霜，强化对皮肤的保湿。

◎ 漱口：用35℃的温水漱口，可清除附着在口腔内的细菌、污染物等，可避免“霾从口入”。

◎ 清洗鼻腔：用干净棉签蘸水或生理盐水清洗鼻腔，或者洗净双手后，捧起温水，用鼻子轻轻吸水并迅速擤鼻涕，反复几次。洗的时候，动作要轻柔，水流不要太大，以免发生呛咳或刺激过大损伤鼻黏膜。

第三件事：湿化空气

做好个人清洁后，打开空气净化器或加湿器，增加室内湿度，这样一方面有利于颗粒物的沉淀，另一方面可避免室内空气太干燥引起鼻腔、咽部不适，对预防上呼吸道感染有帮助。

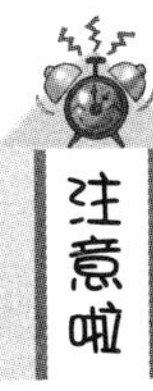

注意啦

雾霾天不要在户外晾晒衣物，特别是内衣、儿童衣物更不能长时间放在雾霾中晒晾，否则就相当于把衣服“泡”在了雾霾当中，穿上这样的衣服对身体的危害很大。

多补水，肺脏滋润才能抗霾

我们知道，肺是喜欢湿润，讨厌干燥的，为什么呢？这是由肺的生理功能决定的。

首先，气体是在肺泡中进行交换的，肺泡是空心的，它的表面是潮湿的，因为不论是氧气还是二氧化碳，都必须先溶于水，才能透过细胞膜进行交换。

其次，肺有自净功能，即通过分泌的黏液把空气中的污染物吸附住，再用纤毛把它们刷出去。黏液腺分泌黏液是需要水的，所以多喝水可以让分泌性免疫球蛋白和黏液纤毛更加强壮，保证代谢的顺利进行，有利于有毒有害物质的排出。

因此，抗霾养肺最有效的方法就是多补水。

每日补水量

健康成人每日补水量可根据体重来计算，一般每千克体重需补水40毫升。我们经常说每天要喝6~8杯水，这个量基本就可以。

补水时间

早上起床后、上午上班后、午饭前1小时、午饭后半小时、下午茶时间（3点）、下班前、睡觉前1小时，这些都是重要的补水时间点，即使你不觉得渴，也要主动喝一些。尤其是早上起床后的一杯水最为重要，可以补充睡眠中损失的水分，滋润肺和呼吸道。

补水途径

√ 直接饮水，最好喝温白开水。

√ 饮用鲜榨果汁、绿茶、牛奶等饮品，既能补充营养，又可以补水抗霾。

√ 日常膳食中，适当多吃汤、粥等食物。

√ 适当多吃含水分高的蔬果，如西瓜、梨、猕猴桃、黄瓜、番茄、萝卜、生菜等。

× 咖啡、可乐等碳酸饮料，瓶装果汁，蜂蜜茶等含糖量高的饮料，喝多了都对健康不利，不适宜作为补水的途径。

定时排便，肺气宣通清霾毒

便秘虽然让人很痛苦，但很多人都认为便秘不是什么大事儿，并不放在心上，其实，便秘对身体的危害非常大，不仅会引起口苦、食欲减退、腹胀或头晕、头痛、疲乏等症状，对保养肺脏、对抗雾霾也非常不利。

前面讲过，肺与大肠在脏腑中有着极为密切的关系，它们通过手太阴肺经和手阳明大肠经相络属，成为相互影响、相互制约的表里关系。大肠的传导功能有赖于肺气的肃降，如果肺失肃降，津液无法下行，我们就会出现排便困难、便秘；而一旦出现便秘，大肠传导功能失司，又会影响肺气的宣发肃降，出现咳嗽、气喘、胸闷等症状，还会加重肺气肿、自发性气胸等疾病的症状或发生意外。所以，养成定时排便的习惯，预防便秘，对保持肺气宣通十分重要。

最佳排便时间：早晨5：00~7：00

中医认为，卯时（早晨5~7点）是大肠经当令时间，此时大肠经气血最为旺盛，排便是第一要务。如果早上没排出，就会在肠道内产生毒素，而且时间拖得越久，产生的毒素越多，越不利于肺气的宣发肃降。

预防便秘的方法

◎ 饮食疗法：多喝水，可以软化粪便，利于排泄；多吃富含膳食纤维的食物，如芹菜、韭菜、菠菜、红薯等，食用后可增加食物残渣，刺激胃肠蠕动，有利于清肠和排便；多吃一些有润肠作用的食物，比如核桃仁、松子仁、芝麻等，它们可以作为肠道润滑剂，有利于通便。

◎ 按揉天枢穴：仰卧，以中指和食指指端分别按揉两侧天枢穴（位于肚脐水平两侧两指宽处），每侧每次3分钟。饭后半小时按摩效果最好。天枢穴的位置向内对应的就是大肠，经常按揉可以促进胃肠蠕动，预防便秘。

◎ 摩揉腹部：取站立或仰卧位，身体放松，双掌重叠放在右下腹部，稍加用力，让肠道跟随手掌在腹腔中震动，沿顺时针方向摩揉全腹，反复摩揉30～50遍，可促进肠道蠕动，有效防治便秘。

特殊人群怎么护肺抗霾毒

雾霾对人体的伤害非常大，已成为很多呼吸系统疾病复发和加剧的诱因，特别是小孩、老年人、上班族、心肺疾病患者，由于生理特点或自身疾病等原因，成为受雾霾影响最大的人群，所以，相对于一般人来说，他们需要特别养护好肺脏，减轻雾霾的伤害。

小孩

中医讲，肺为娇脏，小儿脏腑则更为娇嫩，脾、肺、肾不足，抵抗力差，容易受外邪侵袭而致病；从西医角度讲，孩子身体尚未发育完全，呼吸系统功能比较弱，对外界不良因素的反应更敏感，受到雾霾的侵袭后，更容易发生感冒、支气管炎、肺炎、哮喘等呼吸道疾病。所以，雾霾天气护好肺，对孩子来说意义重大。

护肺抗霾重点	具体措施
接种疫苗	孩子出生后，及时接种卡介苗；免疫力差的孩子，最好定期接种流感和肺炎疫苗
注意卫生	雾霾天少带孩子出门，即使带孩子出门，也要戴口罩，做好防护，尤其是走路或乘汽车上学的孩子，要远离大马路，因为上下班高峰期时雾霾浓度最高；家长和孩子外出回家后都应及时换衣服，并做好洗手、洗脸、清洗鼻腔等清洁工作，勤给孩子洗澡；尽量少带孩子去人多且通风不好的公共场所；流感高发的季节，要经常给室内消毒，可用食醋熏蒸1~2小时
适当保暖	给孩子穿衣盖被要适度，给孩子穿得太厚、盖得太多更容易上火、感冒；室内温度保持在18~22℃为宜，避免温差过大；室内湿度45%~55%，保持孩子呼吸道湿润
适度锻炼	天气好时，多带孩子进行户外运动，在阳光下跑跑跳跳，既能补充维生素D，还能提高抵抗力
清淡饮食	给孩子多补水，多吃润肺的新鲜蔬菜和水果，少吃生冷、辛辣、油炸、肥甘厚味的食物，以免生痰生湿

老年人

老年人由于年龄大了，肺功能逐渐衰退，容易肺气虚弱，肺活量明显减低，对疾病的抵抗力弱，防范意识也比较差，极容易被雾霾所伤。所以，为了身体健康、安度晚年，更应该注意肺部的保健。

护肺抗霾重点	具体措施
做好防护	雾霾天应尽量少出门，即使出门也要戴好口罩，避开雾霾高峰期，并远离人多、车多的马路边；回家后及时换衣、清洗
科学食补	多吃些补肺益肺食物，如核桃、红枣、莲子、百合、银耳、蜂蜜等；多饮水，但要注意少量多次；忌食寒凉、高糖、高脂、辛辣食物，以免生痰生湿，诱发呼吸道疾病
适量运动	雾霾天将晨练改到室内，可经常进行胸廓的牵拉、挤压运动，可以促进气体的交换，同时改善老年人的心肺功能；户外运动时要选择空气新鲜的场所，不要在马路边下棋、打牌，那里污染最严重
定期体检	每年去正规医院做一次系统的体检，尤其是肺功能检测，以做到早预防、早诊断、早治疗
接种疫苗	建议60岁以上的老年人，特别是体弱、免疫力差或患有心肺疾病者，接种流感、肺炎疫苗，预防效果很好
戒烟	吸烟本身对呼吸系统的伤害就很大，而且香烟中的有毒物质也是PM2.5的重要来源，所以，为了减少肺病的折磨，老年人必须戒烟
调畅情志	老年人应多与朋友聊聊天，培养一些业余爱好，一定要保持乐观愉快的心情，这样可保持肺气的宣通畅达

上班族

不管是什么天气，上班族都得去工作，不管怎么上下班，都是人流、车流最密集的时间段，也正是雾霾浓度最高的时候，再加上工作压力大，缺乏锻炼，很多人都处于亚健康状态，雾霾一来，致病菌最容易趁虚而入。所以，上班族在雾霾天切不可掉以轻心。

护肺抗霾重点	具体措施
做好防护	雾霾天上下班少开车，即使开车，也不要打开车窗；尽量减少外出活动，出门一定要戴好口罩，避开堵车路段；在室内时，空调不要开得过低，不要对着空调直吹，空调机最好定期清洗；办公室内可养些花草，使用空气净化器来净化空气
吃好三餐	工作再忙，一日三餐要吃好，尤其早餐不能凑合，肉、蛋、奶、蔬果都要吃，保证营养均衡；多喝白开水，少喝咖啡、饮料；多吃滋阴润肺的食物，如梨、百合、橘子、萝卜等
劳逸结合	平时注意休息，不要熬夜，以免耗伤阴津；每天抽出点时间锻炼，少开车或坐车，少坐电梯，多走路，工作1小时站起来活动几分钟，都能起到强身养肺的作用
定期体检	每年去正规医院做一次系统的体检，以做到疾病的早预防、早诊断、早治疗
远离烟酒	上班族难免应酬，但尽量不吸烟，少喝酒，并远离二手烟
放松心情	工作压力大、精神紧张时要学会放松，可听听音乐、做做运动等；情绪低落时多跟朋友聊聊天，发展一些业余爱好，心情好了，肺气才会通达

心肺疾病患者

对心脑血管疾病、呼吸系统疾病患者来说，雾霾天的气压比较低，容易使人血压升高，而且雾霾中的有害物质很可能会使疾病复发或使病情加重，所以，这些人在雾霾天更要注意防护。

护肺抗霾重点	具体措施
做好防护	雾霾天尽量不出门，减少在户外停留的时间；不得不出门时也要等到太阳出来，并戴好口罩，避开主路，特别是拥堵路段；回家后做好清洗工作；室内宜使用空气净化器，不要长时间开窗，可在雾霾较轻的时段通风换气
多喝水	即使不渴也要喝，可降低血液黏度，使呼吸道保持湿润，预防便秘，有利于有害物质的排出，还可降低发病风险
及时就医	一旦发现疾病复发或病情加重，应及时到医院就诊

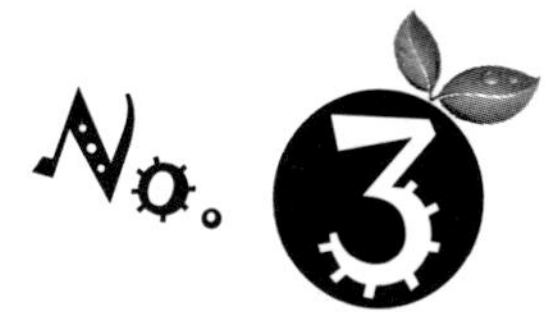

清肺、润肺抗霾毒，饮食调理很关键

空气中的霾毒对肺伤害极大，可是一呼一吸之间，霾毒被吸进了肺里，要想让肺保持健康，就必须清肺、润肺。中医讲究药食同源，饮食疗法对肺脏的保养至关重要，将滋阴润燥、清热降火、补益肺气的食物运用到日常饮食中，有助于我们在一日三餐中吃出一个干净的肺，养出一个强健的肺，以增强肺脏对抗霾毒的能力。

多吃清肺食物，增强肺的自净能力

白菜：清肺化痰，疏通肠胃

白菜，是餐桌上最常见的蔬菜，尤其是在我国北方，一到冬季，家家都会储存大白菜，每天都会吃上一两顿。白菜看似普通，上不了台面，可清肺的作用却是很大的，我们都知道这样一句话“鱼生火，肉生痰，白菜豆腐保平安”，这其实说的就是白菜的清热作用。如果你是燥热体质，又很容易上火、咽喉肿痛，那就少吃点鱼肉，多吃点白菜吧！

养肺食物档案

性味归经	味甘，性平微寒，入大肠、胃、肺经
主要营养成分	糖类、蛋白质、粗纤维、钙、磷、铁、胡萝卜素、维生素B_1、维生素C、维生素B_2、烟酸等
宜忌人群	一般人群均可食用，尤其适宜伤风感冒、肺热咳嗽、喉炎、慢性习惯性便秘、腹胀及发热者食用；寒性体质、慢性肠胃炎患者慎食

养肺功效妙用

中医认为，白菜具有清肺化痰、除烦解渴、养胃生津、利二便的功效，是清凉降泄兼补益的良品，可用于肺胃有热、感冒、发热口渴、支气管炎、咳嗽、心烦口渴、小便不利、便秘、丹毒、痈疮等疾病的调养食疗。到了秋冬季，空气特别干燥，多吃大白菜这样能清热生津的食物，可以起到很好的清热润燥、护肤养颜的作用。

这么吃最养肺

√ 凉拌　可单独凉拌，也可和其他蔬菜一起拌凉菜。但注意，切白菜时最好顺着切，这样更有利于保存菜中的营养，也更利于通便、清肺。

√ 熟吃　白菜熟吃时宜采用急火快炒的烹调方法，如炒、炝、醋熘等，不宜炒得过熟或是用煮焯、浸烫后挤汁等方法，以免营养流失，降低养肺效果。

养肺搭配提示

√ 白菜+猪肝：白菜清热，猪肝富含维生素A，二者搭配食用对预防雾霾造成的呼吸道黏膜损害有益。

√ 白菜+豆腐：二者搭配食用，可以为人体提供丰富的营养，并能补中、消食、清肺热、通便利尿，可以有效改善肺热痰多、大便干结、小便不利等疾病。

√ 白菜+番茄：白菜与番茄都含有强身健体的成分，两者搭配在一起食用，有助于预防感冒，还可以放松肌肉、舒缓情绪。

√ 白菜+醋：醋可以使白菜中的钙、磷、铁等矿物质分解出来，从而有利于人体吸收。

实用养肺偏方

取白菜根2个、冰糖30克，将二者一起放入锅中，加水煎15分钟，去渣取汁服用，每日3次，可清热、润肺、止咳，对百日咳有很好的疗效。

养肺抗霾食谱

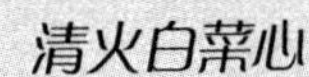

清火白菜心

原料：白菜心400克，盐、白糖、米醋、花椒、鸡精各适量。

做法：1. 白菜心掰开洗净、沥干，切成细丝，撒适量盐腌10分钟，控去水分，加白糖、米醋、鸡精拌匀。

2. 油锅烧热，炸香花椒，去渣取油。

3. 将花椒油倒在菜心上，加盐拌匀即可。

功效：此菜可清热通便、养胃和中，轻微感冒者宜多吃。

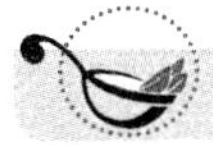

白菜炖豆腐

原料：白菜200克，豆腐100克，葱丝、姜丝、蒜末、植物油、盐各少许。

做法：1. 豆腐切块，白菜洗净撕大块。

2. 锅内倒油烧热，爆香葱丝、姜丝、蒜末，倒入白菜翻炒至白菜变软后加入豆腐，加少许水，煮到白菜熟，加盐调味搅拌均匀即可。

功效：清热润燥，通便，帮助消化。

莲藕：滋阴清热，生津润燥

俗话说："荷莲一身宝，秋藕最补人。"入秋以后，空气变得干燥，如果再有雾霾，那皮肤干痒、口渴咽干、鼻出血等秋燥症状就会更严重。根据中医"燥则润之"的原则，此时就应以养阴清热、润燥生津的食物为主，莲藕就是当令养肺佳品之一。莲藕肉质肥嫩，白净滚圆，口感甜脆，不论是鲜榨、凉拌，还是煲汤、煮粥，都能起到清热润肺、抗霾解秋燥的作用。

养肺食物档案

性味归经	生藕味涩，性凉；熟藕味甘，微温，归心、脾、胃、肝、肺经
主要营养成分	淀粉、蛋白质、B族维生素、维生素C、脂肪、钙、磷、铁等
宜忌人群	一般人群均可食用，尤其适宜肺结核、便秘、高血压、肝病、缺铁性贫血及出血症等患者食用

养肺功效妙用

莲藕属白色食物，入肺脏，具有清热润肺、生津润燥的作用，是燥邪、热病血症的食疗佳品。另外，莲藕有一种独特清香，能增进食欲、促进消化，肺热咳嗽、烦躁口渴、食欲不振的人可以经常吃一些，但产妇、脾胃功能不佳者不宜生食。

这么吃最养肺

√ 榨汁　新鲜莲藕可与蜂蜜、梨、冰糖搭配榨成汁，滋阴润燥、清热生津的效果都非常好。

√ 凉拌　藕尖部分较薄，适合凉拌着吃，可以补充维生素C，并起到清热润肺、凉血散瘀的功效。

√ 熟吃　熟藕味甘性温，虽失去了清热润肺的功效，却能滋阴润燥、健脾养胃，可采用炒、煨、蒸、卤等烹调方法。七孔藕口感比较黏糯，适合煲汤、做藕泥等；九孔藕口感比较脆爽，适合生食。

养肺搭配提示

√ 莲藕+蜂蜜：藕有润肺的功效，用新鲜莲藕榨汁，添加适量滋阴润肺的蜂蜜饮用，对于减轻秋季多发的肺燥干咳、咯血效果很好。

√ 莲藕+花生：莲藕可养阴清热、润燥止渴；花生则富含维生素E，能防止皮肤老化。若二者长期搭配食用有益血生肌的功效，可保持脸部光泽。

√ 莲藕+猪肉：莲藕味甘性寒，具有清热除烦、健脾开胃、益血生肌的功效，配以滋阴润燥、补中益气的猪肉，素荤搭配食用，可为人体提供丰富的营养成分，有养肺健胃的功效。

实用养肺偏方

新鲜莲藕90克，生姜10克。将二者切碎、捣烂，绞取汁液，1 日分 3 次服用，可清热生津、和胃止呕，适用于肺胃有热、口渴口干、恶心呕吐者服用。

养肺抗霾食谱

莲藕粥

原料：莲藕200克，大米100克，白糖少许。

做法：1. 将莲藕去皮洗净，切成小丁。

2.大米淘洗干净，放入锅中，加入适量清水煮粥，煮至八成熟时放入莲藕丁，继续煮至粥熟，最后加白糖调味即可。

功效：益气养阴，健脾开胃，可改善老年体虚、食欲不振、大便溏薄、热病口渴等症。

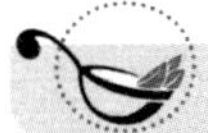

莲藕排骨汤

原料：排骨、莲藕各200克，胡萝卜半根，姜4片，盐少许。

做法：1.排骨洗净，焯水后冲洗干净备用；莲藕去皮，切块；胡萝卜洗净，切块。

2.锅内加入适量的水，下入焯好的排骨块、生姜片，大火烧开，撇去浮沫，转小火慢炖至排骨软烂，加入莲藕块、胡萝卜块，继续煲至菜熟，最后加盐调味即可。

功效：清肺化痰，补血养颜。

提醒：炒莲藕时忌用铁器，以免使莲藕氧化变黑。

白萝卜：清热解毒，润肺化痰

白萝卜在饮食营养和中医食疗领域都有广泛应用，在我国民间有“小人参”之称，民间则有“吃着萝卜喝着茶，气得医生满地爬”“冬吃萝卜夏吃姜，不要医生开药方”等谚语，这些都说明白萝卜确实是食疗佳品。冬春两季是白萝卜上市的季节，也是雾霾天较多的季节，空气污染比较严重，对肺的伤害很大，如果能经常吃点白萝卜，对预防呼吸系统疾病是很有好处的。

养肺食物档案

性味归经	性凉，味甘、辛，归肺、胃经
主要营养成分	膳食纤维、维生素A、维生素C、维生素 B_1、维生素B_2、钙、铁、芥子油、木质素、淀粉酶等
宜忌人群	一般人群均可食用，尤其适宜呼吸道疾病、食欲不振、腹胀等患者食用；脾胃虚寒或阴寒体质者不宜多食；胃及十二指肠溃疡、慢性胃炎患者忌食

养肺功效妙用

中医认为，白萝卜具有清热生津、润肺化痰、开胃顺气、凉血止血等功效，对咳嗽痰多、急慢性咽炎、扁桃体炎等症都有很好的治疗作用。雾霾严重时，很多人呼吸道容易出问题，特别是那些咳嗽痰多、痰黄黏稠难咳的人，吃些白萝卜，对改善症状有一定的帮助。

这么吃最养肺

√ 煮水　白萝卜很适合用水煮熟后喝萝卜水，放点白糖或茶叶，代茶饮用，对养肺和促进消化有益。

√ 生食　新鲜白萝卜可洗净直接生食、拌凉或榨汁饮用，其辛辣成分可促进血液循环和增强新陈代谢，具有较好的消炎止咳、顺气调肺的作用。

√ 熟吃　白萝卜熟吃补气，可采用炒、炖、烧、蒸、做馅、煲汤等烹调方法，在食用时，要尽量少去皮，以减少营养损失。

养肺搭配提示

√ 白萝卜+银耳：白萝卜可帮助消化、止咳化痰，银耳可润肺生津，二者同食则有润肺止咳、滋阴养胃的功效。

√ 白萝卜+蜂蜜：白萝卜清热化痰效果好，蜂蜜则可清热解毒、益气润肺，二者搭配食用可起到很好的清热、润肺、化痰的作用。

√ 白萝卜+肉类：二者搭配炖着吃，既能补气行气，还能促进肉食蛋白质和脂肪的吸收和利用。

实用养肺偏方

取白萝卜100克、生姜3片，将二者切碎，挤汁饮用，适用于咽喉炎、扁桃体炎、声音嘶哑、失音等病症。

养肺抗霾食谱

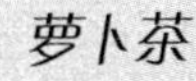
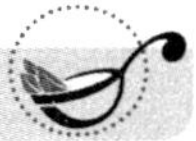

萝卜茶

原料：白萝卜100克，绿茶或红茶3~5克，盐适量。

做法：1.将白萝卜洗净，切碎，放入锅中，加水，大火烧开后转小火煮10分钟，加入盐调味。

2.茶叶用茶包包好，放入茶杯或茶壶中。

3.冲入煮好的萝卜汤，加盖闷5分钟即可。

用法：每天1~2剂，代茶饮。

功效：清热润燥，滋阴补肺，可在雾霾天气里起到清肺作用，亦可用于伤风感冒、咳嗽咳痰等病症的调治。

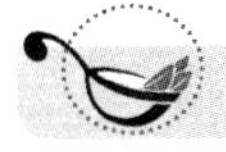

米醋浸白萝卜

原料：白萝卜250克，米醋1小匙，盐、香油各适量，花椒5粒。

做法：1.将白萝卜洗净，切成薄片。

2.放花椒、盐少许，加米醋浸1小时。

3.食用时淋上香油即可。

功效：开脾健胃、生津化痰，适合于肺热咳嗽患者食用。

罗汉果：清肺利咽，化痰止咳

罗汉果不属于大众化的水果，但它却有“神仙果”的美称，足以说明它的食疗保健功效是很好的。卫生部首批公布的药食两用名贵中药材，罗汉果就是其中之一。罗汉果吃起来很甜是因为它含有一种比蔗糖甜300倍的甜味素，但神奇的是它不会产生热量，所以，血糖高、糖尿病、肥胖的人也可以放心大胆地吃。干罗汉果在多数药店都可以买到，大家可以常备一些，在夏秋炎热、干燥的季节或雾霾天里，吃些罗汉果，会起到保护呼吸道的作用。

养肺食物档案

性味归经	性凉，味甘，入肺、大肠经
主要营养成分	蛋白质、氨基酸、脂肪酸、黄酮、维生素C、糖苷、果糖、葡萄糖、钾、钙、镁等
宜忌人群	适宜咽喉肿痛、咽痒、痰热咳嗽、咽喉炎、气管炎等患者食用；脾胃虚寒者忌食

养肺功效妙用

罗汉果有清肺利咽、化痰止咳、润肠通便的功效，适用于肺热或肺燥咳嗽、百日咳、急性支气管炎、急性扁桃体炎及暑热伤津口渴等症。特别是在雾霾天的午后，人吸入了大量污浊的空气容易发生咽痒，这时喝些罗汉果茶，能够及时清肺，预防呼吸道感染。

这么吃最养肺

√ 泡茶　罗汉果敲碎后，像泡茶一样用热水冲泡即可，经常吸烟、咽喉不适的人可多喝，但每次用量不宜太大，也不能空腹喝。寒凉体质的人可在食用罗汉果时放入1~2片生姜，以中和罗汉果的寒性。

√ 煮粥、煲汤　罗汉果以形圆、个大、坚实、摇之不响、色黄褐者为佳，罗汉果的皮可用来煲汤，不要扔掉。

养肺搭配提示

√ 罗汉果+猪肺：可滋补肺阴，缓解肺结核、气管炎带来的不适。

√ 罗汉果+金银花/胖大海：这三者都有清肺解毒利咽的功效，搭配食用，效果加倍。

√ 罗汉果+杏仁：可清热润燥，止咳平喘，能有效改善慢性支气管炎症状。

实用养肺偏方

罗汉果花5克，蜂蜜10克，绿茶3克。先将罗汉果花和绿茶放入茶杯中，冲入适量沸水，静置5~10分钟，调入蜂蜜后代茶饮。每日1剂，可视情况续水1~2次，具有清热润肺、解毒消肿、化痰止咳的功效，对缓解咽喉炎所致的咽喉肿痛有特效。

养肺抗霾食谱

罗汉果四花茶

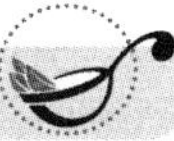

原料：罗汉果、金银花、葛花、鸡蛋花、黄菊花各5克，红糖适量。

做法：1.将罗汉果洗净，与其他材料一起放入锅中。

2.锅中加入适量清水，大火煮沸，转小火慢炖2小时，去渣取汁即可。

功效：滋阴润燥、清热解毒、生津止渴，特别适合秋季干燥和夏季炎热时饮用。

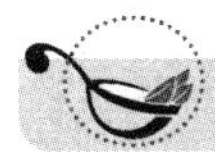

罗汉果猪肉汤

原料：罗汉果2个，猪肉400克，腐竹100克，柿饼3个，食盐适量。

做法：1.将柿饼清洗干净，去蒂，切成4块；罗汉果洗净，切碎，备用；腐竹浸软，切短段；猪肉洗净，切小块。

2.将猪肉放入沸水中煮5分钟，撇去浮沫，捞出洗净，再放入适量的水中煮沸。

3.放入腐竹、罗汉果、柿饼块，大火煮沸，转小火煮1.5小时。

4.最后加食盐调味即可。

功效：滋阴润燥、美容养颜，特别是对于肺阴亏虚所致的皮肤干燥、面皱早衰、毛发枯焦、手足心热等症效果明显。

柑橘：生津止渴，化痰止咳

这里说的柑橘，并不是单指橘子，而是包括橘、柑、橙、金柑、柚、枳等一类水果。它们共同的特点就是颜色鲜艳、酸甜可口，很受大众欢迎。柑橘全身都是宝，不仅果肉能食用，皮、核、络均可入药，具有润肺、止咳、化痰、止渴的功效，是药食两用的佳品。尤其值得一提的是，柑橘类水果所含有的人体保健物质已分离出30余种，其中主要有类黄酮、单萜、香豆素、类胡萝卜素、类丙醇、吖啶酮、甘油糖脂质等，它们都是天然的抗氧化剂，可减少雾霾对肺脏的损伤。

养肺食物档案

性味归经	味甘、酸，性凉，入肺、胃经
主要营养成分	糖类、膳食纤维、维生素C、果胶、柠檬酸、类黄酮、类胡萝卜素、钙、磷等
宜忌人群	一般人群均可食用，尤其适合慢性支气管炎、咳嗽、痰多气喘、食欲不振者食用。但痰饮咳嗽、风寒咳嗽、脾胃虚寒、腹泻者忌食

养肺功效妙用

中医认为，柑橘具有开胃理气、生津止渴、化痰止咳、醒酒利尿的功效，适用于胸膈结气、呕逆少食、胃阴不足、口中干渴、肺热咳嗽者调养食用。秋冬季节吃些柑橘类水果，可有效缓解肺燥、肺热症状，而且其中含有丰富的维生素C，可以增强人体免疫力，能对抗雾霾对呼吸道的刺激，预防感冒。

这么吃最养肺

√ 直接食用果肉　柑橘果肉可直接食用或做成水果沙拉，但因为果肉中含有一定的有机酸，会刺激胃黏膜，所以最好不要空腹吃。

√ 榨汁　柑橘类水果可单独榨成果汁，也可与猕猴桃、草莓等同榨，生津清热的效果更好。柑橘虽然好吃，但也要适量，每天别超过3个，因为柑橘含有叶红质，如果一次食用过多，会引起“橘黄症”。

养肺搭配提示

√ 柑橘+蜂蜜：二者搭配具有养颜美容、润肺止咳、预防感冒、帮助消化的功效。

√ 柑橘+木耳：柑橘中富含维生素C，木耳中所含多糖体能促进免疫功能，两者同食可提高人体免疫力，起到防癌、抗癌的作用。

× 柑橘+豆浆：柑橘中的果酸会与豆浆中的蛋白质发生反应，凝固成块，不仅影响消化吸收，还会引起腹胀、腹痛、腹泻等症状。

实用养肺偏方

橘子1～2个，洗净后放在40～50℃的开水中浸泡1分钟，然后用布擦干，放在铁丝网上，用中火烧烤至外皮微焦，冷却后将橘络、果肉连同果肉外的薄皮一起食用，每日3次，有很好的化痰止咳功效。

养肺抗霾食谱

香橙汁

原料：橙子2个。

做法：1.橙子去皮去筋切小块。

2.将橙子倒入榨汁机内，加适量温开水，搅打成汁即成。

功效：生津止渴，促进消化，强化免疫力，抗霾毒。

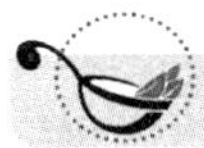

蜂蜜柚子茶

原料：柚子500克，蜂蜜200克。

做法：1.柚子洗净，取柚子皮，去掉白色的柚子瓤，留取最外层的柚子皮，切成细丝；把柚子果肉剥出，用勺子捣碎。

2.将柚子肉、柚子皮、冰糖放在锅里，加适量清水，大火煮沸后转小火慢炖，直至汤汁变黏稠，柚子皮呈金黄色时关火。

3.晾凉后加蜂蜜拌匀，装在玻璃罐里，放进冰箱冷藏1星期就可以了。

功效：清肺、润肺、止咳化痰，可减轻雾霾对肺的伤害。

豆腐：清热利水，生津润燥

豆腐是最常见的豆制品，一般用黑豆、黄豆和花生等含蛋白质较高的豆类来制作。豆腐是高蛋白质、低脂肪的食物，生熟皆可食用，老幼皆宜，其优质蛋白质含量丰富，有“植物肉”的美称。豆腐的营养价值与牛奶相近，对因乳糖不耐症而不能喝牛乳，或为了控制慢性病不吃肉禽类的人而言，豆腐是最好的代替品。

养肺食物档案

性味归经	性凉，味甘，归脾经、胃经、大肠经
主要营养成分	蛋白质、脂肪、胡萝卜素、异黄酮、铁、镁、钾、烟酸、叶酸、维生素B_1、维生素B_6、蛋黄素等
宜忌人群	一般人群均可食用，尤其适宜身体虚弱、痰火咳嗽哮喘、营养不良、气血双亏等患者食用。脾胃虚寒、腹泻便溏、痛风及血尿酸浓度增高的患者忌食

养肺功效妙用

《本草纲目》中说豆腐能“清热散血”，《随息居饮食谱》中说豆腐“清热、润燥、生津、解毒、补中、宽肠、降浊”。所以，豆腐自古以来都被作为补益清热的养生食品，经常食用可补中益气、清热润燥、生津止渴、清洁肠胃，对肺热咳嗽、口干咽燥、痤疮粉刺、口臭口渴、脾胃积热等症都有一定的食疗功效。

这么吃最养肺

√ 生食　豆腐可直接生食或凉拌，生津清热的效果更好。但需注意，过量食用豆腐很容易导致碘缺乏，故不宜一次食用过多。

√ 熟食　豆腐可炒食、炖食、煮粥、煲汤。若想除去豆腥味，可将豆腐放到水里焯一下。

× 煎炸、麻辣　这两种吃法容易破坏豆腐中的营养，还会使人摄入过多的油脂和辣椒，助湿生痰，耗伤肺气，不利于肺脏的养护。

养肺搭配提示

√ 豆腐+肉类：豆腐中富含优质植物蛋白质，肉类食物中富含动物蛋白质，二者搭配，可大大提高豆腐中蛋白质的利用率。

√ 豆腐+香菇：豆腐中含有大量钙质，香菇中含有维生素D，二者同食，可促进人体对钙质的吸收。

× 豆腐+蜂蜜：豆腐中含有丰富的蛋白质，遇到蜂蜜中的有机酸时，二者结合易产生沉淀物质，很难被人体消化吸收。

实用养肺偏方

1.豆腐50克，淡豆豉10~15克，葱白5根。三者一起放入锅中，加水煮至熟透，趁热食用并盖被发汗，可用于伤风感冒。

2.豆腐500克，麦芽糖60克，生萝卜汁1杯。豆腐切小块，与麦芽糖、生萝卜汁混和煮沸，每日1剂，分2次服用，可用于支气管哮喘。

养肺抗霾食谱

豆腐猪肝汤

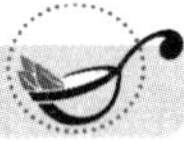

原料：猪肝50克，嫩豆腐1块，盐、味精、料酒、葱花、湿淀粉、色拉油、鲜汤各适量。

做法：1.将猪肝洗净，切薄片，放碗内，加入盐、料酒、湿淀粉拌匀；豆腐切小片。

2.锅内放鲜汤，烧沸，放入豆腐、盐、色拉油，煮沸后倒入猪肝。

3.煮至熟，加入葱花、味精，出锅即可。

功效：益气和中，清肺止咳。用于小儿气管炎肺热咳嗽、口干燥渴等病症的食疗。

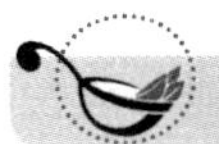

凉拌豆腐

原料：豆腐300克，盐、香油各少许。

做法：1.将豆腐放入盘中，搅碎。

2.放入盐、香油，搅拌均匀即可。

功效：生津润燥、清热解毒，可辅助治疗肺热咳嗽。

荸荠：清肺化痰，生津止渴

荸荠皮色紫黑、肉质洁白、味甜多汁、清脆可口，既可做水果生吃，又可做蔬菜食用，有“地下雪梨”的美誉。荸荠营养丰富，球茎富含淀粉，可供生食、熟食或提取淀粉，味道甘美；也可供药用，能够生津润肺、清热化痰、凉血解毒。荸荠中含有一种抗菌成分荸荠英，对金黄色葡萄球菌、大肠杆菌及铜绿假单胞菌均有一定的抑制作用，在麻疹、流行性脑膜炎、流感等急性传染病高发的季节，荸荠是不可多得的防病养肺佳品。

养肺食物档案

性味归经	味甘，性微寒，归肺、脾、胃经
主要营养成分	蛋白质、膳食纤维、胡萝卜素、B族维生素、维生素C、钙、磷、镁、铁、锌等
宜忌人群	一般人群均可食用，尤其适宜发热、慢性气管炎、咳嗽多痰、咽干喉痛、肺癌等患者食用；脾胃虚寒、血虚、血瘀者慎用，孕妇忌食

养肺功效妙用

中医认为，荸荠性寒，具有清肺热、生津润肺、化湿祛痰的功效，可用于治疗热病消渴、痰热咳嗽、咽喉肿痛、外感风热等疾病；荸荠中含有防治癌症的有效成分，可作为肺癌的辅助治疗食品。春秋季节气候干燥，很容易导致肺热咳嗽、发热，这时吃些荸荠能起到很好的防治作用。

这么吃最养肺

√ 生食　可去皮后直接嚼着吃或做凉拌菜，榨汁饮用清热化痰、润肠通便的效果更好，对发热、咳嗽痰黄、咽喉肿痛、咽干口渴的人，这样吃最适宜。

√ 熟食　煮水、煲汤、炒等。虽然荸荠生吃养肺效果最好，但它属于生冷食物，小孩、老人或体质虚寒的人不能生吃，这类人可以熟吃荸荠，不仅养肺，还能开胃消积。

养肺搭配提示

√ 荸荠+莲藕：二者生吃都有清热生津的作用，一起榨汁喝，对肺热咳嗽有很好的疗效。

√ 荸荠+银耳：荸荠清肺热，银耳润肺滋阴，二者同食清肺润肺的效果更好。

√ 荸荠+杏仁：荸荠清热生津，杏仁润肺止咳，二者同食可生津止渴、润肺化痰，对风热咳嗽、急性咽喉炎有效。

实用养肺偏方

荸荠500克，蜂蜜50克。将荸荠洗净，去皮，捣汁，加少量水煮沸，稍凉后调入蜂蜜，每次2汤匙，每日2次用水冲服，可用于百日咳。

养肺抗霾食谱

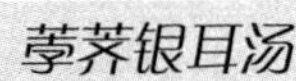
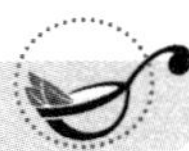

荸荠银耳汤

原料：荸荠100克，银耳1朵、枸杞子15克，冰糖适量。

做法：1.荸荠洗净，去皮，对半切块；银耳用清水泡发，撕成小朵；枸杞子洗净。

2.将银耳放入锅中，加足量水，大火烧开，转小火煮炖半小时。

3.加入荸荠、冰糖、枸杞子，继续炖煮30分钟至银耳变得黏稠即可。

功效：润肺止咳，化湿祛痰。在雾霾天或呼吸道传染病流行季节多喝此汤，有利于流感、流行性脑炎、百日咳及急性咽喉炎的防治。

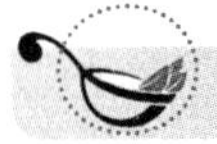

四汁饮

原料：鲜荸荠150克，莲藕100克，梨1个，芦根15克。

做法：1.将芦根放入锅中，水煎取汁，放凉备用。

2.鲜荸荠、莲藕、梨分别洗净，去皮，切小块，放入榨汁机中榨成汁。

3.与芦根水混合后即可饮用。

功效：清肺化痰、生津止渴，在雾霾天或天气干燥的季节，每日1~2次，可改善阴虚肺燥、痰热咳嗽。

薏米：清热利湿，益肺排脓

薏米，又称薏苡仁、苡仁等，营养价值很高，且容易消化吸收，不论是用于滋补还是治病，作用都很缓和，微寒而不伤胃，益脾而不滋腻，是药食同源的佳品。提到薏米的保健作用，最为人熟知的恐怕就是健脾利湿、消除水肿了，它也确实是中医临床常用的利水渗湿药，效果非常好。但是，在养肺方面，薏米的作用同样不可小觑。

养肺食物档案

性味归经	味甘、淡，性微寒，归脾、肺、肾经
主要营养成分	蛋白质、氨基酸、碳水化合物、脂肪、维生素A、维生素 B_1、维生素 B_2、维生素B_{12}、薏苡仁酯、钙、磷、钾、镁等
宜忌人群	一般人群均可食用，尤其适宜肺萎肺痈、咳吐脓血、喉痹痈肿、久病体虚者食用。便秘、脾胃虚寒患、遗精遗尿患者及孕妇都应忌食

养肺功效妙用

《本草纲目》中说薏米："健脾益胃，补肺清热，去风胜湿。"《药品化义》中说薏米："取其入肺，滋养化源，用治上焦消渴，肺痈肠痈。"可见，在养肺方面，薏米有清热利湿、益肺排脓的功效，主治肺萎肺痈、咳吐脓血、喉痹痈肿、水肿、风湿等症。

另外，薏米含有薏苡素，经常食用可以使皮肤保持光泽细腻，消除痤疮、雀斑、妊娠斑、老年斑等，是天然的养颜去皱佳品。

这么吃最养肺

√ 煮粥　薏米不易煮烂，所以煮粥前可浸泡2~3小时，泡米的水可用来一起煮粥。

√ 煲汤　清热祛湿效果好，最适宜夏季食用，对于久病体虚、病后恢复期患者，老人、产妇、儿童都是比较好的养肺食物。

养肺搭配提示

√薏米+莲子、百合：可滋阴清肺、清心养颜、养颜润肤，可防治湿疹、痤疮等症皮肤疾病。

√薏米+绿豆：薏米、绿豆中蛋白质的含量都较高，具有利湿、消炎的作用，搭配煮汤可有效去除青春痘。

√薏米+冬瓜：具有清热润肺、降脂降糖的功效，适宜面部浮肿、夏季湿热者食用。

实用养肺偏方

薏米粉100克，米酒400毫升。将薏米粉装瓶内，加入米酒浸泡，1周后即可饮用，每次服用20毫升，有健肤美容、美艳肌肤作用，可改善皮肤粗糙、扁平疣等症。

养肺抗霾食谱

薏米山药粥

原料：大米50克，薏米30克，鲜山药25克，红枣6枚，冰糖10克。

做法：1.薏米淘洗干净，泡软；大米淘洗干净；鲜山药去皮，洗净，切小丁；红枣洗净。

2.锅置火上，加入足量清水煮沸，放入薏米和红枣，用大火烧开，转小火煮15分钟。

3.放入大米、山药丁煮至米粒熟烂，加冰糖煮至完全化开即可。

功效：健脾补肺，清热祛湿，特别适宜爱美女性在雾霾天食用。

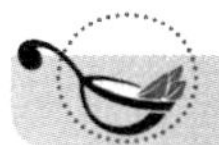

薏米白果汤

原料：薏米60克，白果10枚，冰糖适量。

做法：1.薏米淘洗干净，泡软；白果洗净。

2.将薏米和白果一起放入锅中，加入适量清水，大火煮沸，转小火煮至薏米熟烂。放入冰糖，煮化即可。

功效：健脾除湿、清热排脓，敛肺平喘。适用于痰喘咳嗽、痰多、水肿、扁平疣等症。

胡萝卜：清热解毒，预防呼吸道感染

胡萝卜肉质细密，质地脆嫩，有特殊的甜味，是备受人们喜爱的一种家常蔬菜。因其营养丰富，又有地下“小人参”之称。胡萝卜养肺的作用主要是因为它含有大量胡萝卜素，胡萝卜素在体内可转变成维生素A，有助于增强机体的免疫功能，增强上皮组织（包括消化道、呼吸道、生殖道、眼睛的黏膜和皮肤等）的抵抗力和修复能力，对于预防雾霾造成的呼吸道黏膜损害有一定的益处。

养肺食物档案

性味归经	性平，味甘；入肺、脾经
主要营养成分	类胡萝卜素、B族维生素、蛋白质、膳食纤维、糖类、铁、果胶、多种氨基酸
宜忌人群	一般人群均可食用，尤其适宜皮肤粗糙、营养不良、便秘、癌症、夜盲症、干眼症者食用。体弱气虚者不宜食用

养肺功效妙用

《本草纲目》中称，胡萝卜可以“下气补中，利胸膈肠胃，安五脏，令人健食，有益无损”。平时多吃些胡萝卜，可以起到清肺、养肺的作用，比如前文提到的，维生素A可以保护呼吸道上皮，提高免疫球蛋白的功能，预防呼吸道感染；胡萝卜中的β-胡萝卜素能有效预防花粉症、过敏性皮炎等过敏性疾病，降低炎症反应；胡萝卜含有一种免疫能力很强的物质——木质素，它可以提高人体巨噬细胞的能力，增强肺的自净功能，也可防感冒。

这么吃最养肺

√生食　可直接嚼食、榨汁或凉拌，清热解毒、润肠通便的效果更好一些。但β-胡萝卜素是脂溶性维生素，只有溶解在油脂中才能被人体更好地吸收，而生吃时只有10%左右的β-胡萝卜素会被人体吸收，保护呼吸道黏膜细胞的作用就减弱了。

√熟食　可炒、烧、炖、煮汤，这些做法因为有了油脂的参与，营养被充分吸收，更有利于保护皮肤和呼吸道黏膜。但胡萝卜也不宜多吃，否则肝脏无法代谢过多的胡萝卜素，会使皮肤变黄。

养肺搭配提示

√胡萝卜+肉：胡萝卜中的胡萝卜素为脂溶性物质，与富含脂肪的肉类食物搭配食用，可提高维生素A的吸收利用率，预防呼吸道感染。

√胡萝卜+猪肝：胡萝卜中的类胡萝卜素在体内会转变成维生素A，与富含维生素A的猪肝同食，可使保护呼吸道黏膜的功效加倍。

×胡萝卜+醋：二者同食，胡萝卜素会被醋酸破坏，降低营养价值及养肺功效。

实用养肺偏方

胡萝卜50克，红枣10枚。将胡萝卜洗净，切小块，与洗净的红枣一起放入锅中，加水600毫升，煎至200毫升即可。随意饮汤，吃枣、胡萝卜，可改善小儿百日咳。

养肺抗霾食谱

胡萝卜炒鸡蛋

原料：胡萝卜300克，鸡蛋2个，葱花、盐、鸡精各适量。

做法：1.胡萝卜去皮切片，入沸水中汆烫2分钟，捞出；鸡蛋打入碗中，打散，炒熟。

2.油锅烧热，下葱花爆香，加胡萝卜片翻炒至软，加鸡蛋液、盐、鸡精炒匀即可。

功效：清热化痰，预防呼吸道疾病。

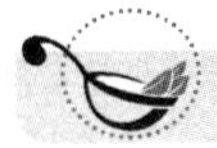

胡萝卜拌金针菇

原料：胡萝卜1根，金针菇300克，蒜末、葱花、香油、盐、酱油各适量。

做法：1.金针菇去掉根部，洗净撕开；胡萝卜洗净，切丝。

2.金针菇、胡萝卜丝分别放入开水中焯熟，捞出沥干水分。

3.将焯好的胡萝卜丝、金针菇放入碗中，加调味料，拌匀即成。

功效：清热解毒，益肺清肠。

鸭肉：滋阴养肺，止咳化痰

鸭肉的营养价值与鸡肉相仿，其蛋白质的含量比畜肉高得多，而且脂肪、碳水化合物含量适中，特别是脂肪均匀地分布于全身组织中。鸭肉中的脂肪酸主要是不饱和脂肪酸和低碳饱和脂肪酸，含饱和脂肪酸量明显比猪肉、羊肉少，味道美味，适于滋补，且易于被人体消化吸收，特别适宜体质虚弱、食欲不振者及放疗、化疗后的病人调养食用。

养肺食物档案

性味归经	性寒、味甘、咸，归脾、胃、肺、肾经
主要营养成分	蛋白质、脂肪、维生素 B_1、维生素 B_2、维生素PP、钙、磷、铁等
宜忌人群	一般人群均可食用，尤其适宜体质虚弱、肺结核、咽干口渴、上火、体内有热者食用；胃部冷痛、腹泻、风寒感冒、腰痛、寒性痛经、肥胖、慢性肠炎者忌食

养肺功效妙用

《本草纲目》中说鸭肉可“填骨髓、长肌肉、生津血、补五脏”，是一种滋阴清补的食品，可滋阴养肺、清热生津、止咳化痰，主治肺胃阴虚、干咳少痰、骨蒸潮热、口干口渴、消瘦乏力等症。天干物燥的季节，喝一碗鸭汤可以很好地改善人体干燥问题，起到清肺滋阴的作用。

这么吃最养肺

√煲汤　用老鸭煲汤，能够补五脏之阴，清虚劳之热，具有很好的滋补功效。

√炒、炖、蒸、煮粥　滋养肺胃，健脾利水，还能减少一些鸭肉的油腻感，适宜体质虚弱的人清补食用。但要注意，不能食用过多，否则会出现滞气、腹胀等症状。

×烤鸭　虽然味道好，但过于肥腻，容易助湿生痰，不利于养肺。

养肺搭配提示

√鸭肉+山药：鸭肉滋阴润肺，山药养肺阴、益肺气，二者搭配煲汤能够加强养肺的效果。

√鸭肉+沙参：鸭肉有补血滋阴的功效，沙参可滋阴养胃、生津清肺，二者同食有滋阴润燥的作用，能缓解干咳症状。

√鸭肉+海带：鸭肉和海带中含钾量都很高，二者搭配食用，可软化血管，降低血压，对老年性动脉硬化和高血压、心脏病有较好的疗效。

×鸭肉+甲鱼：鸭肉和甲鱼都是水生寒性食物，二者同食不仅会损伤肠胃，引起胃寒、泄泻，还会助湿生痰，不利于肺脏的养护。

实用养肺偏方

青头鸭雄鸭肉100克，大米100克，葱白、食盐各适量。将鸭肉洗净，切细，与淘洗干净的大米、葱白共同煮粥，熟后加盐调味即可。早晚餐温热食用，以7日为1个疗程，可用于肺胃阴虚、干咳口渴。

养肺抗霾食谱

老鸭冬瓜薏米汤

原料：老鸭半只（350克），冬瓜200克，薏米50克，葱段、姜片、植物油、盐各适量。

做法：1.老鸭洗净，去头、脚、屁股，剁成大块；冬瓜洗净去皮，切大块；薏米洗净，冷水浸泡3小时。

2.锅中放入冷水，将鸭块放入，大火烧开，煮3分钟撇去血水，捞出，用清水洗净。

3.另起锅，锅中放油，烧至五成热时放入葱段、姜片炒香，倒入鸭块炒变色，然后放入适量开水和薏米，小火炖1小时后，放入冬瓜和盐，继续炖20分钟即可。

功效：滋阴养肺、清热化痰，适用于肺燥、干咳等症，对病后体虚、津亏肠燥等引起的便秘等也有益处。

多吃润肺食物，滋阴润燥抗击雾霾肺

梨：润肺清燥，止咳化痰

梨鲜嫩多汁，口味甘甜，深受人们的喜爱，有“天然矿泉水”之称。在众多的润肺食物中，梨可以说是最广为人知的，秋季口干舌燥、干咳少痰时，人们最先想到的就是多吃梨，而吃了梨确实缓解了不适症状。有研究显示，多吃梨的人远比不吃或少吃梨的人患感冒的概率要低。并且，现在空气污染比较严重，多吃梨可以有效地保护呼吸系统的功能，具有较强的润肺功效，可以降低空气中的有害物质对呼吸系统造成的影响。

养肺食物档案

性味归经	性凉，味甘、微酸，归肺、胃经
主要营养成分	糖、膳食纤维、维生素A、胡萝卜素、维生素B_1、维生素B_2、果酸、鞣酸、果胶、钙、磷、铁等
宜忌人群	一般人群均可食用，尤其适宜咳嗽痰稠或无痰、咽喉发痒干痛、经常用嗓的人食用；脾胃虚寒、风寒咳嗽、寒性痛经者及产妇忌食

养肺功效妙用

中医认为，梨具有滋阴润肺、生津润燥、清热化痰的作用，可用于热病伤阴或阴虚所致的干咳、口渴、便秘等症，也可用于内热所致的烦渴、咳喘、痰黄等症。其所含的配糖体和鞣酸对咽喉有很好的保护作用，所以，教师、主持人、歌手等经常用嗓的人，吸烟者，爱吃烟熏烧烤食物的人宜多吃些梨，既能生津润喉，还能对抗雾霾对呼吸系统的损害，降低肺癌的发生率。

这么吃最养肺

√鲜食　梨洗净后可直接食用，对急性支气管炎和上呼吸道感染患者的咽喉干、痒、痛，音哑，痰稠等症效果很好。

√榨汁　补水润肺的效果好，老年人或婴幼儿牙齿不好，多喝些梨汁可抗霾养肺。

√熟食　可煮水、隔水蒸、熬粥或汤羹，可润肺止咳，用于燥咳。

×做果酱、罐头等　这些做法容易破坏梨的营养，还会使人摄入过多的糖，助湿生痰，对养肺不利。

养肺搭配提示

√梨+火龙果：梨可以滋阴、生津，火龙果有滋润、排毒的作用，二者搭配在一起，可以润肺、排毒，有益肺脏健康。

√梨+冰糖：二者搭配食用，有滋阴润肺、止咳祛痰的功效，对养护肺脏极为有利。

√梨+蜂蜜：二者一起食用，可以清肺降火、止咳化痰、除烦解渴，可缓解肺燥咳嗽症状。

×梨+螃蟹：生梨性凉，螃蟹性寒，二者搭配食用，不仅容易损伤肠胃，导致腹泻，还会助湿生痰，诱发呼吸系统疾病。

实用养肺偏方

沙梨1个，洗净，榨汁，加入一勺米醋，搅匀后慢慢咽服，早晚各1次，可清肺降火，用于咽炎、咽喉红肿热痛、吞咽困难等症。

养肺抗霾食谱

陈皮雪梨汤

原料：雪梨1个，陈皮10克，冰糖适量。

做法：1.雪梨洗净、去皮、去核、切块；陈皮洗净。

2.将梨块、陈皮一起放入锅中，加入适量清水，大火煮沸后转小火煲煮20分钟。

3.放入冰糖，继续煮至冰糖融化，滤汁即可。

功效：生津化痰、理气止咳。

百合：润肺止咳，养阴清热

百合，因其鳞茎酷似大蒜头，其味如山薯，能治疗“百合病”，故称百合。百合有鲜品和干品之分，其中鲜百合脆嫩甘甜，煮熟后软嫩可口，含有多种生物碱和营养物质，有良好的营养滋补之功，特别是对病后体弱、神经衰弱等患者大有裨益。干品百合则是养心肺常用的中药材，对秋季气候干燥、空气污染等引起的多种呼吸道疾病有一定的防治作用。

养肺食物档案

性味归经	味甘、微苦，性微寒，归心、肺经
主要营养成分	淀粉、蛋白质、生物碱、钙、磷、铁、镁、锌、硒、维生素B_1、维生素B_2、维生素C、泛酸、胡萝卜素等
宜忌人群	一般人群均可食用，尤其适宜体虚肺弱、肺气肿、肺结核、咳嗽、咯血等患者食用；风寒咳嗽、虚寒出血、脾虚便溏者忌食

养肺功效妙用

中医认为，百合具有润肺止咳、养阴清热、清心安神、滋补益气等功效，尤其以治疗心肺疾病效果最佳。有慢性肺部疾病的患者，如慢性支气管炎、肺气肿等，常会有咳嗽或久咳不愈，在雾霾天气里更容易复发，多吃些百合可起到很好的预防和缓解作用。

这么吃最养肺

√鲜食　鲜百合根茎含有黏液，润燥清热的效果明显，可治疗肺燥或肺热咳嗽等症。但百合虽能补气，亦伤肺气，不宜多食。

√干百合　可泡水、煮粥、煲汤、清蒸、清炒，这些烹调方法最能体现百合清淡的口感，润肺止咳的效果很好。

√百合粉　干百合可打成粉后可用开水直接冲调食用，也可煮粥或做糕点。

养肺搭配提示

√百合+大米：百合滋阴润肺，大米有益气、养阴、润燥的功效，搭配煮粥喝，有补脾和胃、养阴润燥的作用。

√百合+蜂蜜/冰糖：百合、蜂蜜、冰糖都是滋阴润肺的食物，搭配一起食用，效果加倍。

√百合+银耳：百合、银耳都有滋阴润肺、清热止咳的效果，一起煲汤喝，可增强滋阴润肺的效果。

实用养肺偏方

百合15克、杏仁10克，用冷水泡开，放入碗中，上锅蒸1小时，稍凉后调入适量蜂蜜即可。可润肺止咳平喘，适用于中老年慢性支气管炎。

养肺抗霾食谱

百合冬瓜汤

材料：鲜百合50克，鲜冬瓜400克，鸡蛋1个，盐、香油各少许。

做法：1.将百合洗净，撕成片；冬瓜洗净，切薄片；鸡蛋磕小口，取蛋清。

2.锅内加水，放入百合、冬瓜，煮沸后倒入鸡蛋清，继续煮至呈乳白色时，加盐、香油调味即可。

功效：滋阴润燥、清热化痰，支气管疾病、咳嗽有痰的人可常食。

提醒：将鲜百合的鳞片剥下，撕去外层薄膜洗净后在沸水中浸泡一下，可除去苦涩味。

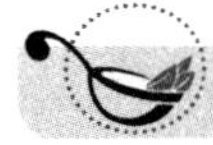

百合粥

原料：鲜百合50克，大米60克。

做法：1.百合洗净，掰成小瓣。

2.大米淘洗干净，放入锅内，加水煮粥。

3.煮至五成熟时放入百合，继续煮至粥熟即可。

功效：养阴清热、润燥止咳，最适宜在干燥的秋季食用。

山药：益肺气，养肺阴

山药又称薯蓣，自古以来就被视为物美价廉的食疗佳品。山药中含有多种氨基酸、微量元素、矿物质以及淀粉酶、胆碱、黏液汁酶及薯蓣皂苷等特殊营养保健物质，肉质细嫩，肥厚多汁，又甜又绵，且带黏性，利于脾胃的消化吸收，具有很好的滋补作用，特别适合肺虚者进补食用。

养肺食物档案

性味归经	味甘，性平，归肺、脾、肾经
主要营养成分	蛋白质、B族维生素、维生素C、维生素E、葡萄糖、粗蛋白氨基酸、胆汁碱、尿囊素、薯蓣皂苷等
宜忌人群	一般人群均可食用，尤其适宜病后虚弱、肺虚、痰嗽、久咳者食用；大便干燥、有实邪者忌食

养肺功效妙用

《本草纲目》中说山药可“益肾气，健脾胃，止泻痢，化痰涎，润皮毛”，且山药中含有皂苷、黏液质，有润滑、滋润的作用，故可益肺气、养肺阴，治疗肺虚、痰嗽、久咳之症。天气干燥易伤肺津，肺阴虚容易出现咽干、口干、干咳、皮肤干燥、毛发枯槁等病症，此时吃山药最为适宜。

这么吃最养肺

√蒸食　清肺润肺效果好，能有效降低呼吸道疾病的发生。不过，山药中含有皂角素和植物碱，少数人接触会引起过敏而发痒，所以，处理山药时要避免其与皮肤直接接触。

√煲汤、做菜、煮粥　一定要煮熟煮透，因为山药中含有一种碱性物质，在高温下才会被破坏，如果没熟透，口腔会发麻，还可能会引起恶心、呕吐等中毒症状。

×炸、拔丝、做糖葫芦等　这些方法容易破坏山药的营养，还会使人摄入过多的糖，助湿生痰，对养肺不利。

养肺搭配提示

√山药+南瓜：山药滋阴补肺，南瓜补中益气，而且富含类胡萝卜素，可保护上呼吸道黏膜，二者搭配食用，可润肺补气，预防呼吸道疾病。

√山药+红枣：山药补气养阴，红枣益气养血，二者同用可起到滋阴养血、健脾养胃的作用。

×山药+碱性物质：山药中的淀粉酶又叫消化素，能分解淀粉等物质，若与碱性物质相遇，则会抵消淀粉酶的作用，降低山药的营养价值。

实用养肺偏方

山药250克，冰糖适量。将山药洗净，去皮，切成小块，放入锅中，加水煮至六成熟，放入冰糖，煮至山药软烂、糖汁浓稠即可。每日1次，可健脾补肺，适用于肺虚久咳、咽干。

养肺抗霾食谱

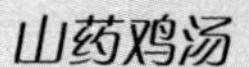

山药鸡汤

原料：母鸡1只，鲜山药200克，生姜3片，细香葱2棵，枸杞子5粒，胡椒粉、盐各适量。

做法：1.母鸡洗净，切成块；山药去皮，洗净，切成滚刀块。

2.油锅烧热，放入鸡块和姜片，翻炒至鸡块变色。

3.锅内加适量开水，大火烧开，加入山药、枸杞子，小火慢煮2小时。

4.加入盐、胡椒粉调味即成。

功效：滋阴补肺，补虚强身，增强免疫力，对抗霾毒。

提醒：切好的山药片放入清水中浸泡，可防止其氧化变黑。

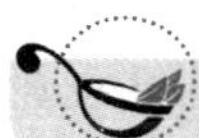

山药莲藕汤

原料：铁棍山药1根，莲藕100克，枸杞子10克，姜、盐、味精、植物油各适量。

做法：1.山药、莲藕分别洗净，去皮，切片；姜洗净，切丝；枸杞子洗净。

2.锅置火上，倒入植物油，待油热至七成时，放入姜丝爆香，之后注入清汤煮沸。

3.放入山药片、莲藕片、枸杞子，用中火煮至熟透，调味即可。

功效：补肺润肺，能缓解秋燥、肺热咳嗽症状。

花生：润肺化痰，清咽止咳

花生可以说是食用最广泛的一种坚果了，价格便宜，却有很高的营养价值，尤其是富含卵磷脂和不饱和脂肪酸，使它具有了比较突出的食疗保健作用，如滋补气血、促进脑细胞发育、增强记忆力、提高智力、防老抗衰等，花生也因此赢得了“长生果”的美誉。当然，从中医角度来说，花生在秋季成熟的，自然也是秋季养肺的食疗佳品。

养肺食物档案

性味归经	味甘，性平，归肺、脾经
主要营养成分	蛋白质、脂肪、糖类、维生素A、B族维生素、维生素E、维生素K、烟酸、叶酸、钙、磷、钾、镁、卵磷脂等
宜忌人群	一般人群均可食用，尤其适宜燥痰咳嗽、大便燥结、食少体弱者食用；胆病患者慎食；过敏体质、体寒湿滞、肠滑便泄者及血黏度高及有血栓性疾病者、内热上火者忌食

养肺功效妙用

《本草纲目》中说：“花生悦脾和胃、润肺化痰、滋养补气。”可用于治疗营养不良、咳嗽痰多、燥咳少痰、大便燥结等症。雾霾天气和秋季干燥的气候都会刺激呼吸系统，这时候经常吃些花生，可有效缓解口干、皮肤干燥、燥咳等不适症状。

这么吃最养肺

√生食、榨汁　花生去壳可直接食用，也可榨汁饮用。花生外层的红衣对慢性支气管炎有一定疗效，所以吃花生应连同红衣一起吃。

√煮食　水煮、煮粥、煲汤均可，最能保住原有营养且容易消化。但要注意，发霉的花生千万不能吃，会引起食物中毒。

×油炸、炒　会破坏花生中丰富的维生素，而且花生本身含油量就不低，炒或油炸后会使脂肪含量更高，容易上火，助湿生痰，对养肺非常不利。

养肺搭配提示

√花生+大米：花生润肺、清热，大米益气、养阴、润燥，二者搭配煮粥喝，有清热润燥、养阴润肺的功效。

√花生+醋：花生润肺利咽，醋可抗菌消毒、活血化瘀，二者搭配食用可防治呼吸系统疾病。

√花生+红枣：这二者都有润肺、补血的功效，一起食用对肺虚咳嗽、肺燥都有调治作用。

×花生+螃蟹：花生仁脂肪含量非常高，属于油腻之物，若与寒凉的螃蟹同食，更容易助湿生痰，有呼吸系统疾病的人更应忌食。

实用养肺偏方

花生、大枣、蜂蜜各30克，水煎后饮汤，每日2次，吃枣、花生，喝汤，适用于肺虚久咳。

养肺抗霾食谱

凉拌水煮花生

原料：花生300克，胡萝卜1根，青椒1个，盐、卤料各适量，香油1小匙。

做法：1.花生洗净，浸泡；胡萝卜和青椒洗净，切小块。

2.将卤料放入锅中，加入盐、水和花生，煮好后浸泡。

3.将胡萝卜和青椒块焯水，捞出沥水，放入凉拌盆中，加入香油、盐、花生，拌匀即可。

功效：此菜可以化痰、增强抵抗力，适合燥咳、口干及皮肤干燥者食用。

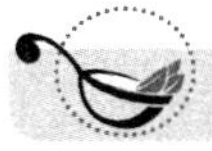

花生豆浆

原料：花生30克，黄豆40克。

做法：1.将黄豆、花生分别洗净，放入清水中浸泡至软。

2.将泡好的黄豆、花生一起放入豆浆机中，打成豆浆即可。

功效：补血益气、滋阴润肺，适用于体虚瘦弱、大病初愈及儿童、中老年人抗霾养肺饮用。

蜂蜜：滋阴润燥，止咳养颜，抗菌消炎

蜂蜜口味甘甜，很多人都喜欢喝。可是你知道吗，蜂蜜养肺抗霾的作用是很大的。《神农本草经》中说蜂蜜："安五脏，益气补中，止痛解毒，除百病，和百药，久服轻身延年。"加之蜂蜜中含有丰富的糖、多种酶和矿物质，经常食用蜂蜜能迅速补充体力，消除疲劳，提高人体免疫力。冬季皮肤干燥，可用少许蜂蜜调和水后涂于皮肤，可防止干裂。正因如此，蜂蜜已成为人们日常的营养保健食品和治疗多种疾病的良药。

养肺食物档案

性味归经	味甘，性平，归肺、脾、胃、大肠经
主要营养成分	蛋白质、糖类、有机酸、活性酶、芳香物质、维生素、烟酸、铁、钾、钙等
宜忌人群	一般人群均可食用，尤其适宜肺燥咳嗽、干咳无痰、肠燥便秘者食用；糖尿病、痛风患者及婴儿忌食

养肺功效妙用

蜂蜜具有滋阴补气、润肺止咳、清热解毒、美容养颜、润肠通便等功效，主治肺燥咳嗽、干咳、体虚、肠燥便秘等症。我们知道，雾霾中的有害物质对肺的伤害很大，每天吃些蜂蜜，不仅能滋润养肺，蜂蜜中大量的抗氧化剂还能清除体内的氧自由基，增强皮肤的新陈代谢和抗菌能力，防止皮肤干燥，起到美容抗衰老的作用。

这么吃最养肺

√冲服　用不超过35℃的温水冲饮，每天喝1杯可起到抗疲劳、增强抵抗力、美容养颜的作用，并缓解咳嗽、喘息、喉中异物感等疾病的症状。

√泡茶、调果汁、煮粥、煲汤、炖羹　注意不能用热水冲，更不宜煎煮，会破坏蜂蜜中的营养成分。

养肺搭配提示

√蜂蜜+梨：蜂蜜有清热解毒、益气润肺的作用，搭配能生津润燥、化痰止咳的梨一起食用，可滋阴润肺，缓解咳嗽。

√蜂蜜+金银花：蜂蜜滋阴润肺，金银花可解表疏风，二者搭配泡茶喝，可清热利咽，缓解风热感冒症状。

√蜂蜜+百合：二者都有清热、润肺、止咳的作用，二者搭配可以增强滋阴润肺的功效，缓解秋燥症状。

×蜂蜜+葱：蜂蜜中富含有机酸和酶类，葱中则含有大量的含硫氨基酸，若二者同食就会产生有毒物质，刺激肠胃而导致腹泻。

实用养肺偏方

新鲜生姜200克，蜂蜜适量。将生姜洗净，切碎，放入干净干燥的容器中，加入蜂蜜（以没过生姜为宜），拌匀后盖好，放在通风处保存。每次取半匙，含于口中再缓缓吞咽，每天3~5次，可有效缓解声音嘶哑。

养肺抗霾食谱

蜂蜜白萝卜汁

原料：白萝卜500克，蜂蜜100克。

做法：1.把白萝卜洗干净后，切成短圆柱状，中间挖空。

2.把蜂蜜填入白萝卜中，封好。

3.把填入蜂蜜的白萝卜放入大碗内，上锅蒸煮，熟透即可食用。

功效：润肺、止咳、化痰，可用于急（慢）性支气管炎、肺结核等症。

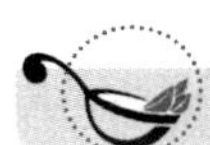

蜂蜜核桃粥

原料：核桃3～4个，大米30克，蜂蜜适量。

做法：1.将核桃去壳，取仁，备用。

2.大米淘洗干净，放入锅中煮熟，放入核桃仁，继续煮烂。

3.粥稍凉后，调入蜂蜜即可食用。

功效：滋阴润燥，温肺通肠，强身健体。

冰糖：润肺祛火，养阴生津，止咳清痰

冰糖是由白砂糖煎炼而成的，成分主要以蔗糖为主，所以营养价值并不高，在饮食上主要用来烹羹炖菜或制作甜点，比如著名的“冰糖湘莲”“冰糖雪梨”“冰糖燕窝”等。但从中医角度来讲，冰糖可入药，在干燥、多风的季节里，多吃些冰糖不仅可以滋阴润肺，还能清理体内长期淤积的毒邪，增加免疫细胞的活性，清除体内的有害物质，维持人体健康。

养肺食物档案

性味归经	味甘，性平，归肺、脾经
主要营养成分	葡萄糖、果糖等
宜忌人群	一般人群均可食用，肺燥咳嗽、干咳无痰、咳痰带血者尤为适合；高血压、动脉硬化、冠心病患者少吃；糖尿病患者忌食

养肺功效妙用

中医认为，冰糖具有养阴生津、润肺止咳化痰的功效，对肺燥咳嗽、干咳无痰、咳痰带血都有很好的辅助治疗作用，亦可用于肺燥、肺虚所致的阴虚久咳、口燥咽干、咽喉肿痛、咳喘、口疮、风火牙痛等症。

冰糖虽然很甜，但性质比较平和，不易留湿、生痰、化热，历来都是中医临床和民间用于润肺止咳的药食，特别对于上火所致的咳嗽、痰多之症有很好的治疗作用。

这么吃最养肺

√含服　冰糖直接含化服用，对口腔，尤其是咽喉部有良好的湿润和物理治疗作用，有利于局部炎症的治愈，并能缓解局部痒感，可以有效缓解口干舌燥、咽炎症状。

√煲汤、煮粥、炖羹　作为炖煮补品的辅料，可提升口感，养阴润肺，适宜多痰、痰黏稠、咳嗽等症状。

养肺搭配提示

√冰糖+银耳：冰糖具有滋阴润燥的作用；而银耳具有排毒润燥的作用，二者搭配效果更佳。

√冰糖+梨：冰糖具有滋阴润燥的作用；梨有助于止咳、平喘、润肺，二者搭配效果更佳。

√冰糖+木瓜：冰糖可补中益气，排毒养颜；木瓜是女性美容护肤的特效水果，二者搭配有助于内调外养。

实用养肺偏方

1.杏仁10克，鸭梨1个，冰糖适量。将杏仁打碎；鸭梨洗净，切块，去核，两者加水同煮，至梨熟时加入冰糖，煮化即可，适用于肺热咳嗽。

2.香蕉1只，冰糖适量。香蕉去皮，切小段，加入冰糖，蒸熟食用，每日2次，连服数日，可止咳化痰，适用于肺燥咳嗽。

养肺抗霾食谱

冰糖银耳汤

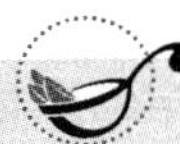

原料：银耳1朵，红枣5枚，枸杞子、冰糖各10克。

做法：1.将银耳用清水泡发，撕成小朵；枸杞子、红枣分别洗净，备用。

2.将上述材料和冰糖一起放入锅中，盖上锅盖炖煮10分钟后即可食用。

功效：具有滋阴止咳、润肺化痰、润肠开胃的作用，对呼吸系统疾病，尤其是肺结核患者有良好的保健作用。

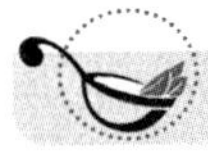

冰糖莲子

原料：冰糖300克，莲子200克。

做法：1.将莲子洗净，上锅蒸熟备用。

2.锅中加少许水，放入冰糖，烧开后放入莲子，用小火慢熬。

3.边熬边翻炒，待糖入莲子并起糖霜时关火。

4.放凉后成形即可。

功效：每天吃10~20颗，可滋阴祛火，补气润燥，补肾益肺。

杏仁：润肺祛痰，止咳平喘

杏仁既是一种美味的坚果，也是一味中药，前者指的是甜杏仁，味道微甜、细腻，偏于滋养，多作食用；后者指的是苦杏仁，带苦味，多作药用，有小毒，不能多食。如果从养肺功效上对比，二者各有千秋，苦杏仁中含有一种独特物质——苦杏仁苷，它在体内的水解物对呼吸中枢有抑制作用，可镇咳、平喘；而甜杏仁中富含不饱和脂肪酸，可使皮肤角质层软化，润燥护肤，并可抑制细菌生长，是秋季润燥的食疗佳品。

养肺食物档案

性味归经	性微温，味甘；归肺、大肠经
主要营养成分	蛋白质、脂肪、糖、苦杏仁苷、维生素C、维生素E、镁、钙、钾等
宜忌人群	一般人群均可食用，咳嗽、肠燥便秘、咳喘者宜食；阴虚咳喘、脾胃虚寒便溏者忌食

养肺功效妙用

中医认为，杏仁有降肺气的作用，同时也可起到止咳平喘的作用，为治咳喘的要药，善治风寒或风热感冒引起的咳嗽、肺热引起的咳喘等。雾霾天或秋季，很多人会出现口干舌燥、咽喉疼痛等“上火”症状，这时候吃点杏仁，就可以起到润肺除燥、降气清火、润肠通便的作用，尤其是感冒咳嗽、痰多、气喘或习惯性便秘的人可多吃些。

这么吃最养肺

√甜杏仁可做零食或炒、蒸、煮粥、煲汤　甜杏仁炒熟后可当零食，雾霾严重时，每天吃几颗，润肤养颜的效果很好。也可以把甜杏仁打碎，喝粥时撒上1勺。

√苦杏仁入药　苦杏仁有小毒，在食用前必须先在水中浸泡多次，并加热煮沸，以减少其中的有毒物质。且一次服用不可过多，每次以不超过9克为宜。

养肺搭配提示

√杏仁+牛奶：杏仁中的油脂和氨基酸可润燥护肤，消除色斑，与润肤养颜的牛奶同食，能达到美容祛斑的效果。

√杏仁+梨：杏仁中含有苦杏仁苷，具有止咳平喘的作用；而梨甘甜多汁，能生津止渴、化痰清热，二者搭配，可用于冬、春季发热、咳嗽或有内热者。

√杏仁+核桃仁：同食具有润肺止咳、补肾益肺的作用，可有效改善喘咳日久、肺肾两虚、干咳无痰、少气乏力等症。

实用养肺偏方

苦杏仁6克，生姜3片，白萝卜100克。白萝卜洗净，切片，与苦杏仁、生姜一起放入锅中，加水400毫升，温火煎至100毫升，每日1剂，早晚各服1次，适用于风寒咳嗽。

养肺抗霾食谱

银耳杏仁鸽蛋羹

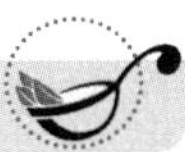

原料：杏仁10克，银耳50克，鸽蛋20个，植物油、盐、料酒、鸡精、水淀粉各少许。

做法：1.将杏仁加水煮20分钟备用；银耳用温水泡发，去根，撕成小朵。

2.鸽蛋洗净，打入碗中，搅散，放入银耳，上锅蒸熟。

3.油锅烧热，加入水、盐、料酒、鸡精和杏仁，煮开后用水淀粉勾芡，再将调好的浓汤汁浇在鸽蛋上即可。

功效：滋阴补血，润肺止咳，美容养颜。

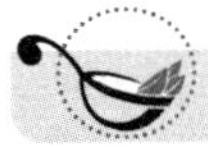

杏仁橘皮粥

原料：杏仁、橘皮各10克，大米100克，白糖适量。

做法：1.将杏仁、橘皮分别洗净，放入砂锅中，加入适量水，煎煮，滤渣留汁。

2.大米洗净，倒入药汁中，小火慢熬。

3.待粥将成时调入白糖即可。

功效：空腹温服，每日1剂。具有润肺化痰、止咳平喘、润肠通便的功效，适用于肠燥便秘、腹胀腹痛、肺痈咳喘者，是秋燥季节的保健佳品。

牛奶：补虚损、益肺胃、生津润燥

牛奶的营养非常全面，有较好的保健和食疗价值，被称为“白色血液”。特别是牛奶中含有丰富的钙、维生素D及人体生长发育所必需的全部氨基酸，消化率可高达98%，是其他食物无法比拟的。所以，现在越来越多的人有喝牛奶的习惯了，中国营养学会也在膳食宝塔中建议，健康成年人每天喝牛奶300毫升，在补充营养的同时，也起到了补肺的作用。

养肺食物档案

性味归经	味甘，性平微寒，归肺、心、胃经
主要营养成分	蛋白质、脂肪、磷脂、乳糖、钙、磷、铁、锌、维生素A、B族维生素、维生素D等
宜忌人群	一般人群均可食用，尤其适宜肺虚咳嗽、肠燥便秘、久病体虚、气血不足者；脾胃虚寒、痰湿盛者忌食

养肺功效妙用

中医认为，牛奶具有补虚损、益肺胃、生津润燥的功效，可用于肺胃阴虚所致的消渴、咳嗽、反胃等症及阴虚肠燥所致的便秘。另外，牛奶中含有多种免疫球蛋白和维生素A等，有助于消灭肺部的结核菌，促进肺结核钙化痊愈。因此，每天坚持喝适量的牛奶，可有效对抗雾霾，起到养肺润肺、美容养颜的作用，能有效改变皮肤干燥的现象。

这么吃最养肺

√直接饮用　牛奶种类较多，大家可根据自身情况进行选择，但切忌空腹喝牛奶，最好搭配一些淀粉类食物，如馒头、米饭、面包等，可以延长牛奶在胃中的停留时间，使蛋白质能够更好地被消化吸收。

√入饭菜　可煮粥、做菜、煲汤、做奶茶、做布丁、做酸奶或奶酪等，但需注意，牛奶加热时不要煮沸，也不要久煮，否则会破坏营养素，影响人体吸收。

养肺搭配提示

√牛奶+木瓜：牛奶有滋补身体、养颜美容的功效，而木瓜中的木瓜酵素能促进肌肤代谢，让肌肤更显清新亮丽，二者同食可美容养颜、抗衰老。

√牛奶+蜂蜜：二者都有滋阴润肺的作用，搭配食用可使效果加倍。

×牛奶+酸性水果：牛奶中蛋白质含量很高，与山楂、柑橘等酸性水果中的果酸相遇，会发生凝结、沉淀，难以消化吸收，甚至会导致消化不良或腹泻。

×牛奶+糖：煮牛奶时不要加糖，因为牛奶的营养配比很科学，再加糖会导致糖分摄入过多。

实用养肺偏方

牛奶150克，燕麦片50克。将燕麦片放入清水中浸泡30分钟，放入锅中，加水煮至熟烂，再加入牛奶，搅匀即可。可润肺补虚，适用于肺虚咳嗽、习惯性便秘。

养肺抗霾食谱

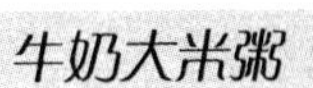

牛奶大米粥

原料：牛奶250毫升，大米60克。

做法：1.大米淘洗干净。

2.锅置火上，加适量水煮沸，放入大米煮成粥，关火，再加入牛奶搅匀即可。

功效：镇静安神，补虚健脾，消除疲劳。每天早晚喝一碗温热的牛奶粥，对于虚弱劳损、气血不足、病后虚羸、年老体弱、营养不良等症有益。

提醒：牛奶中的蛋白质受高温作用，会出现沉淀物，使营养价值降低。因此牛奶一定要在粥煮好关火后再加入。

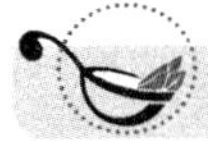

牛奶红茶饮

原料：牛奶250毫升，红茶1小包。

做法：1.牛奶倒入奶锅中，红茶浸泡在牛奶中。

2.小火煮至微沸，即可关火饮用。

功效：润肺护肤，经常饮用可亮泽肤色、淡化色斑、美肤焕颜。

甘蔗：滋阴润燥，清热解毒

甘蔗汁多味甜似蜜，清凉爽口，是人们所喜爱的嚼汁水果。甘蔗的含糖量很高，达12%～18%，是制造蔗糖的原料，所含糖分是由蔗糖、果糖、葡萄糖3种成分构成的，极易被人体吸收利用。另外，甘蔗中铁的含量也特别多，每千克可达9毫克，居水果之首，故甘蔗素有“补血果”的美称。蔗汁为古代的著名饮料，唐代诗人王维曾赞道：“饱食不须愁内热，六宫还有蔗浆寒。”可见，甘蔗有清热、消食、解毒的功效。

养肺食物档案

性味归经	味甘、性寒，归肺、胃经
主要营养成分	蛋白质、多种氨基酸、糖类、B族维生素、维生素C、钙、磷、铁等
宜忌人群	一般人群均可食用，尤其适宜咽干口渴、发热、便秘者食用；脾胃虚寒、腹痛者忌食

养肺功效妙用

中医认为，甘蔗具有清热解毒、滋阴润燥、生津止渴、和胃止呕等功效，适用于阴虚肺燥所致的咳嗽、咽喉肿痛，热病伤阴所致的发热、口渴，胃阴不足所致的呕吐等病症。秋季是甘蔗上市的季节，古人讲究“不时不食”，秋季吃甘蔗，能清、能润，甘凉滋养，能起到抵御秋燥、滋阴润肺的作用。

这么吃最养肺

√榨汁　味道甘冽，中医临床常把甘蔗汁作清凉生津剂，可改善因雾霾天引起的慢性咽炎。

√熟吃　可熬粥、做汤，有润肺作用。

养肺搭配提示

√甘蔗+梨：一起榨汁喝，能滋阴润肺，预防秋燥。

√甘蔗+白萝卜+百合：一同榨汁，可滋阴清热，常饮对气管炎、肺结核有辅助治疗作用。

√甘蔗+山药：甘蔗清热消痰，山药润肺补气，二者搭配食用，化痰效果好，对咳嗽有痰有疗效。

×甘蔗+白酒：虽然甘蔗有解酒功能，但不能与白酒同食，同食易生痰。

×甘蔗+海鲜：这二者都是寒性食物，同食不仅不利于消化，且易导致腹泻，还会助湿生痰，诱发呼吸系统疾病。

实用养肺偏方

甘蔗500克，荸荠200克，茅根50克。将甘蔗去皮，切成小块；荸荠洗净，去皮，对半切开；与茅根一起放入锅中，水煎取汁，代茶饮。每次2剂，可清热、利咽、利尿，适用于急（慢）性咽喉炎、咽痛音嘶、小便短赤涩痛。

养肺抗霾食谱

蔗浆蜜粥

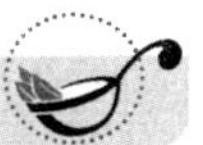

原料：甘蔗1000克，大米100克，蜂蜜30克。

做法：1.将甘蔗去皮，洗净，切碎，榨汁备用。

2.大米淘洗干净后，放入锅中加水煮为稀粥。

3.将熟时调入甘蔗汁，继续煮至粥熟。

4.粥稍凉后调入蜂蜜即可。

功效：清热润燥，生津止渴，每日1剂，分2次服食，适用于燥热袭肺、干咳少痰或痰少难咳、咽喉不利等症。

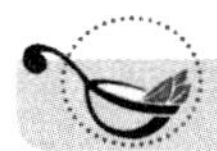

葡萄甘蔗汁

原料：葡萄200克，甘蔗1根。

做法：1.将葡萄去柄，洗净，备用；将甘蔗去皮，洗净，切碎，榨汁。

2.将葡萄放入搅拌机，倒入甘蔗汁一起搅碎，滤汁，即可。

功效：常饮可以滋阴润燥、美容养颜。

提醒：喝完后应漱漱口，以防龋齿。

银耳：滋阴润肺，清热止咳

银耳素有“菌中之冠”的美称，历代皇家或贵族都将银耳看作是“延年益寿之品”“长生不老良药”，其保健功效同燕窝一样，但价格要比燕窝便宜很多，所以又被称为“老百姓的燕窝”。银耳含有丰富的营养物质，质润多液，滋润而不滋腻，善于滋阴润肺，又长于益胃生津，尤其是对阴虚火旺、不受温热滋补的人来说，更是居家生活必备的养肺食品。

养肺食物档案

性味归经	性平，味甘淡，归肺、胃、肾经
主要营养成分	蛋白质、氨基酸、维生素D、膳食纤维、钙、磷、铁、硒等
宜忌人群	一般人群均可食用，尤其适宜肺热咳嗽、肺燥干咳、老年慢性支气管炎、肺源性心脏病、体虚者食用；风寒咳嗽、湿痰壅盛、腹泻者忌食

养肺功效妙用

中医认为，银耳具有滋阴润肺、养胃生津、益气安神、清热排毒等作用，既是润肺滋阴的滋补佳品，又是扶正强壮的补药，如果你有虚劳咳嗽、痰中带血、津少口渴等症状，适当吃些银耳，就能有效缓解。银耳中含有的酸性异多糖，对支气管炎、肺部感染等有一定疗效。

另外，银耳富含天然植物性胶质，且具有滋阴的作用，长期服用可以润肤，祛除脸部色斑，爱美的女性朋友们不妨多吃些。

这么吃最养肺

√凉拌　用凉水（秋冬季节可用温水）泡发，在浸泡的过程中最好每隔1小时换一次水，以彻底清除其中的二氧化硫物质，并把黄色的根部去掉。

√熟吃　可煮粥或煲汤，炖熟的银耳会释放更多的多糖类物质和胶质，滋阴补肺的效果更好。

养肺搭配提示

√银耳+莲子：银耳可以滋阴清热，莲子能养心安神，二者搭配食用，可清火、养颜，适用于女性保养食用。

√银耳+枸杞子：银耳滋阴润肺，枸杞子补肾益气，二者搭配食用，可同时补益肺肾，还可起到美容养颜的功效。

√银耳+梨：银耳滋阴润肺，梨清热生津，二者搭配煮汤，滋阴润燥的效果更好，最适宜秋季食用。

实用养肺偏方

银耳20克，青果、菊花各10克，绿茶5克，冰糖少许。将银耳泡发，撕成小朵，与青果一起放入锅中，加水煮开，转小火煮10分钟，加入菊花、绿茶、冰糖，再煮2~3分钟，代茶饮。可清热利咽，适用于肺热引起的口干舌燥、喉咙肿痛等症。

养肺抗霾食谱

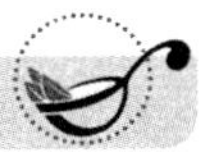

猕猴桃银耳红枣羹

材料：猕猴桃200克，苹果、银耳各100克，红枣12颗，冰糖适量。

做法：1.将猕猴桃去皮，果肉切丁；苹果洗净，去核，切丁；银耳用清水浸泡，捞出沥干水分。

2.锅内加适量清水，放入银耳，大火煮沸，改小火，加适量冰糖续煮。

3.待将银耳煮至黏稠后关火，晾凉。

4.在银耳中倒入各种水果丁，搅拌均匀即可。

功效：滋阴润肺、清热生津、补血美容，女性常吃，可让肺功能更强大，减少雾霾的伤害。

润肺银耳羹

原料：银耳5克，冰糖50克。

做法：1.银耳泡发，择洗干净，放入锅中。

2.加适量清水，大火煮沸后，转小火煎熬2~3小时。加入冰糖，煮化即可。

功效：滋阴润肺，美容养颜。

枇杷：润肺止咳，清热化痰

枇杷是一种非常健康的水果，因其叶子形状似乐器琵琶而得名。每年5~6月间成熟，味道甜美，含有多种营养成分，能够有效地补充机体营养、提高抗病能力，强身健体。除了枇杷果，枇杷的全身都是宝，叶、花、皮、根、核都可入药，并有各自的功效，比如最有名的治咳嗽的中成药“川贝枇杷膏”，就是以大块枇杷叶晒干入药的，有清肺胃热、降气化痰的功用。作为水果食用的枇杷果实，有润肺、止咳、止渴的功效，素有“果中之皇”的美誉，是养肺防病的食疗佳品。

养肺食物档案

性味归经	性凉，味甘、酸，归肺、胃经
主要营养成分	果糖、葡萄糖、钾、磷、铁、钙、维生素A、B族维生素、维生素C等
宜忌人群	一般人群均可食用，尤其适宜肺热咳喘、久咳不愈、咽干口渴者食用；阳虚体质、脾虚便溏、糖尿病患者忌食

养肺功效妙用

《本草纲目》中记载：“枇杷能润五脏，滋心肺。”《滇南本草》称其能“治肺痿、痨伤吐血、咳嗽吐痰、哮吼”。更为难得的是，枇杷药性平和，功效缓和，不但能祛痰止咳、生津润肺，还能清热健胃，是肺病患者的理想水果。

初夏时节，如果出现感冒上火、咽干、口渴、咳嗽、流黄鼻涕、大便干、小便黄等症状，可以吃几颗枇杷来清热润肺祛火。而且，肺痨咳嗽、胸闷多痰、久咳不愈的患者也可以用它作为辅助治疗的食品。

这么吃最养肺

√生吃　把鲜枇杷洗净，剥皮后直接吃，能清热止渴，治疗口干、烦渴等病症。但要注意不能多食，否则会助湿生痰。

√熟吃　煮粥、煲汤、熬膏等均可，能生津滋阴。枇杷的种子即枇杷里面的核有轻微毒性，食用时注意不要误食。

√泡酒　枇杷夏初成熟，可趁新鲜枇杷上市时，用低度白酒、冰糖酿制些枇杷酒存着，随时饮用。

养肺搭配提示

√枇杷+冰糖：清热利咽、润肺，对扁桃体发炎引起的咽喉肿痛、干咳很有效。

√枇杷+生姜：枇杷能和胃降逆，生姜温中止呕，二者搭配食用对反胃、呕吐等症状有较好的辅助食疗效果，适宜孕妇在孕早期食用。

√枇杷+蜂蜜：枇杷中的有效物质可抑制流感病毒，若配以有化痰止咳、滋阴润肺的蜂蜜，可润喉止咳，主治伤风感冒。

×枇杷+牛奶：牛奶中的蛋白质与枇杷中的苹果酸结合会生成有机酸，如果有机酸达到一定的含量，牛奶就会变性沉淀，降低营养价值。

实用养肺偏方

老枇杷叶60克，刷毛洗净，切碎，放入锅中，加水煎煮15分钟，去渣取汁，分早晚2次服用，适用于咳嗽及防治流感。

养肺抗霾食谱

枇杷百合银耳汤

原料：枇杷果2个，百合、银耳、冰糖适量。

做法：1.枇杷果洗净，去皮，将果肉切成小粒；银耳用清水泡发，撕成小朵；百合洗净。

2.锅置火上，加水煮开，放入银耳、冰糖、百合，小火煨40分钟。

3.放入枇杷果，再煨15分钟即可。

功效：滋阴润肺，祛痰止咳。

提醒：枇杷果因含多酚类成分，剥皮后，容易褐化变色，浸于冷水、糖水或盐水中，可防变色。

多吃润肠排毒食物，帮助清除肺部毒素和垃圾

菠菜：敛阴润燥，养血润肠

菠菜在春季大量上市，绿油油地惹人喜爱，是真正物美价廉而又营养丰富的蔬菜。很多人都知道菠菜含铁多，认为多吃菠菜能补血，其实植物铁不易被人体吸收，真正起作用的是菠菜中的维生素。菠菜中维生素的含量在叶菜中名列前茅，比如维生素C含量比番茄多1倍，胡萝卜素的含量是大白菜的40倍，因此被誉为“维生素宝库”，它的养肺抗霾功效也正源于此。

养肺食物档案

性味归经	性凉，味甘；入大肠、胃经
主要营养成分	膳食纤维、B族维生素、维生素C、维生素D、维生素K、胡萝卜素、铁、磷、草酸等
宜忌人群	一般人群均可食用，尤其适宜皮肤粗糙、过敏、松弛，便秘，贫血者食用；肠胃虚寒、腹泻者少食；肾炎、肾结石患者忌食

养肺功效妙用

《本草纲目》中记载，菠菜可“通血脉，开胸膈，下气调中，止渴润燥”，适用于皮肤干燥、呼吸道疾病及便秘等症。菠菜中所含的胡萝卜素在人体内转变成维生素A，能维护正常视力和上皮细胞的健康，增加呼吸道黏膜的抗病能力。菠菜含有大量的植物粗纤维，具有促进肠道蠕动的作用，利于排便排毒，对减轻吸入体内的霾毒有帮助。在气候干燥和雾霾严重的季节，多吃些菠菜，就可以起到敛阴润燥、润肠排毒的功效。

这么吃最养肺

√凉拌　菠菜做凉拌菜前一定要焯水，可去除其中80%的草酸。

√炒，炖，做汤　不管采用什么烹调方法，菠菜都应先焯水。

养肺搭配提示

√菠菜+花生：二者搭配食用不但可以提供丰富的营养，还可以美白嫩肤，爱美的女性可以经常这样搭配食用。

√菠菜+猪肝：菠菜中的胡萝卜素在体内会转变成维生素A，与富含维生素A的猪肝同食，可使保护呼吸道黏膜的功效加倍。

×菠菜+豆腐：菠菜含有大量的草酸，而豆腐则含有钙，菠菜中的草酸和豆腐中的钙质结合会影响钙的吸收，还易引起结石。

实用养肺偏方

菠菜500克，猪血250克，香油、盐各适量。菠菜择洗干净，焯水后切段；猪血洗净，加适量水用小火煮熟后捞起，切成片块或条块，再放回锅内，加入菠菜煮汤，煮熟后加香油、盐调味即可。每日1次，有润肠、通便、补血的功效，适用于习惯性便秘、老年人肠燥便秘。

养肺抗霾食谱

芝麻拌菠菜

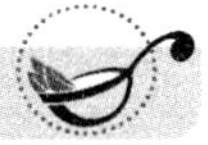

原料：菠菜 500 克，黑芝麻 30 克，盐、糖、醋、橄榄油、蒜各适量。

做法：1.菠菜洗净，在开水锅中焯一下捞出，沥干水分，切段；蒜拍一下，切碎。

2.菠菜段放入容器中，将一半黑芝麻及调料依次加入，拌匀盛盘。

3.最后撒上剩下的一半芝麻即成。

功效：滋阴润燥，润肠排毒，便秘患者可常食。

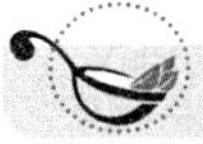

菠菜炒鸡蛋

原料：菠菜300克，鸡蛋2个，葱丝、姜丝、植物油、盐各少许。

做法：1.将鸡蛋打入碗中搅成蛋液；菠菜洗净，焯水后切段。

2.锅内倒油烧热，倒入鸡蛋液炒熟，装入盘中。

3.油锅烧热，放入菠菜段翻炒几下，加入炒熟的鸡蛋、盐，快速翻炒均匀即可。

功效：促进维生素A吸收，保护呼吸道黏膜。

黑木耳：润肺益胃，润燥利肠

黑木耳是一种营养丰富的食用菌，因生长于腐木之上，形状像人的耳朵，加之其颜色黑褐色而得名。黑木耳历来深受广大人民的喜爱，不仅肉质细腻、脆滑爽口，而且营养价值很高，蛋白质含量堪比动物食品，含铁量也是各种荤素食物中最多的，被营养学家誉为“素中之荤”和“素中之王”。另外，现代医学研究发现，黑木耳中含有一种抗凝血作用的物质，对冠心病、心脑血管病患者颇为有益。

养肺食物档案

性味归经	性平，味甘，归肺、胃、肝、大肠经
主要营养成分	蛋白质、脂肪、多糖类、膳食纤维、维生素B_1、维生素B_2、维生素K、烟酸、钙、磷、铁、硫等
宜忌人群	一般人群均可食用，尤其适合便秘、缺铁性贫血、心脑血管疾病及从事污染行业的人食用；脾虚消化不良、大便稀溏、出血性疾病、对真菌过敏者及孕妇忌食

养肺功效妙用

中医认为，黑木耳具有益气强身、补气养血、润肺益胃、润燥利肠、活血养颜、凉血止血的作用，可治疗血虚气亏、肺虚咳嗽、咯血、吐血、衄血、肠风痔血、便秘等症。黑木耳中的木耳多糖能够吸附空气中的污染粒子，有助于净化血管，清肠胃，是长期从事矿山、冶金、化工、毛纺、理发、养路、教学等职业人员不可缺少的保健食品。

这么吃最养肺

√凉拌　干木耳经过泡发后，焯水凉拌，可以滋阴润肺，促进排便，同时有明显的降血脂效果。

√熟吃　可炒、烩、煲汤、做馅，可与蔬菜、荤菜搭配，长期食用能和血养荣，达到清肺润肺的目的。

养肺搭配提示

√黑木耳+银耳：二者都含有多糖类物质，具有增强免疫力、抗病毒、抗癌的作用，同食可使养肺效果倍增。

√黑木耳+鸡蛋：黑木耳中富含甘露聚糖、木糖和食用纤维，可以与鸡蛋中的卵磷脂和蛋黄素结合，增强机体的代谢功能和免疫功能，减小雾霾对肺的伤害。

×黑木耳+茶：黑木耳含铁量很高，与含有单宁酸的茶同食，会降低人体对铁的吸收。

实用养肺偏方

黑木耳、冰糖各适量。将黑木耳用清水泡发，隔水蒸1小时，加入冰糖，睡前常服，可清肺润肺，对高血压、动脉硬化、冠心病也有辅助治疗作用。

养肺抗霾食谱

木耳粥

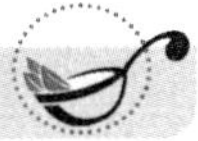

原料：黑木耳10克，大米100克，大枣10枚，冰糖5克。

做法：1.黑木耳用温水泡发，择洗干净，撕成小片；大米洗净；大枣洗净，去核。

2.锅中加水，放入大米、木耳、大枣，煮至熟烂。

3.再放入冰糖，煮至冰糖完全化开后即可食用。

功效：健脾润肺，润肠解毒。

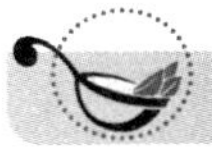

黑木耳炒百合

原料：黑木耳30克，干百合10克，小葱1根，盐、牛肉粉、生抽、水淀粉各适量。

做法：1.黑木耳、百合分别泡发，黑木耳撕成小朵，百合分成小瓣；小葱洗净，切葱花。

2.锅中倒油，烧至八成热，放入小葱爆香，倒入黑木耳、百合，翻炒，放盐、生抽和牛肉粉调味。

3.出锅前用水淀粉勾薄芡即可。

功效：滋阴润肺、清肠解毒，此菜适用于咽炎患者的辅助食疗。

金针菇：益肠胃，抗过敏

金针菇味道清淡、鲜美，是秋冬与早春栽培的食用菌，因其菌柄细长，似金针菜，故称金针菇。金针菇中氨基酸的含量非常丰富，高于一般菇类，且锌的含量比较高，对增强智力有益，所以，人们又把金针菇称为“益智菇”。另外，金针菇富含膳食纤维，能促进胃肠蠕动，起到防治便秘、通便排毒的作用；金针菇中的蕈菌多糖有提高人体免疫力、抗菌消炎、抗过敏的作用，是养肺的食疗佳品。

养肺食物档案

性味归经	味甘、咸，性寒，入大肠、脾经
主要营养成分	蛋白质、膳食纤维、B族维生素、维生素C、胡萝卜素、磷、钠、镁、植物血凝素、多糖、牛磺酸、香菇嘌呤、麦冬甾醇等
宜忌人群	一般人群均可食用，尤其适宜过敏体质、胃肠炎、便秘、癌症等患者食用；脾胃虚寒、慢性腹泻、关节炎、红斑狼疮患者忌食

养肺功效妙用

中医认为，金针菇有益肠胃、利五脏、抗过敏等功效，有些人特别容易过敏，一到春暖花开或天气干燥、雾霾天的时候，皮肤就会出现干燥、瘙痒、发炎等过敏反应，或者发生哮喘、鼻炎、湿疹等过敏性疾病，让人痛苦不堪。这时候，多吃些金针菇就能缓解这些症状。即便是没有过敏的人，也可以通过吃金针菇来增强免疫力，对抗外界的过敏原。

这么吃最养肺

√凉拌　金针菇不可以生食，凉拌前要焯水，因为金针菇中含有秋水仙碱，是有毒的，会刺激呼吸道黏膜，而它遇热会分解，所以一定要把金针菇煮至熟透。

√炒、煮粥、煲汤等　可单独烹制，也可搭配其他食材。

养肺搭配提示

√金针菇+南瓜：南瓜中富含β-胡萝卜素，能有效预防或降低过敏反应，与金针菇搭配食用，可增强抗过敏的疗效。

√金针菇+西蓝花：二者都富含膳食纤维和维生素，搭配食用，可增强肝脏的解毒能力，提高机体免疫力。

√金针菇+牛肉：二者都富含蛋白质，但是氨基酸组成不同，二者搭配食用，有利于营养素的互补。

实用养肺偏方

金针菇、仙人掌各150克，盐、鸡精、香油、葱椒油各适量。将仙人掌洗净，切丝，焯水；金针菇洗净，焯水，与仙人掌丝混合，加入调料，拌匀即可。本方可清热解毒、消炎润肠，治疗喉痛、肺热咳嗽、肺痨咳血。

养肺抗霾食谱

凉拌金针菇

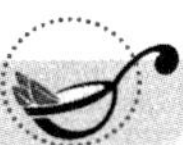

原料：金针菇200克，黄瓜150克，香菜1根，香油、醋、盐、花椒各少许。

做法：1.金针菇去根，洗净，焯熟，捞出后过凉，沥水；黄瓜洗净，切丝。

2.将金针菇、黄瓜丝装盘，放盐、醋。

3.油锅烧热，放入花椒，小火炸香，去花椒后，把油浇在金针菇上，放上香菜，拌匀即可。

功效：清热解毒、润肠通便，预防便秘和大肠癌。

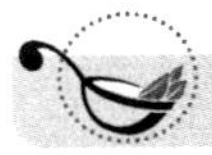

蚝油金针菇

原料：金针菇300克，胡萝卜50克，彩椒半个，葱、姜、蚝油、植物油各少许。

做法：1.金针菇剪去根部，洗净，焯水；胡萝卜、彩椒分别洗净，切丝。

2.油锅烧热，放入葱、姜爆香，放入胡萝卜丝、彩椒丝，炒软后放入金针菇翻炒，再加入蚝油，翻炒均匀即可。

功效：益肠胃、抗过敏，适合过敏体质者在雾霾天食用。

芹菜：清热护肤，润肠通便

芹菜价格便宜，看似普通，其实也是一种药食同源的蔬菜。它分为水芹、旱芹、西芹三种，其中旱芹香气较浓，芹菜油含量多，因此旱芹又被称为“药芹”。芹菜是典型的低脂肪、高纤维食物，经肠内消化作用还会产生一种叫木质素或肠内脂的物质，该物质是一种抗氧化剂。常吃芹菜，可以有效地帮助皮肤抗衰老，达到美白护肤的效果，尤其适宜皮肤干燥粗糙、肠燥便秘的人日常调养食用。

养肺食物档案

性味归经	性凉，味甘、辛、微苦；归肺、胃、肝经
主要营养成分	膳食纤维、维生素A、维生素B_1、维生素B_2、维生素C、维生素P、钙、铁、磷、芹菜苷、佛手苷内酯、挥发油等
宜忌人群	一般人群均可食用，尤其适宜便秘、口舌干燥、烦躁失眠者食用；血压偏低者，脾胃虚寒经常腹泻者慎食

养肺功效妙用

中医认为，芹菜具有润肺止咳、利口齿润喉、清热除烦、通利血脉、护肤美容等功效，春秋季气候干燥，人们往往感到口干舌燥、心烦、皮肤粗糙干燥，常吃些芹菜，有助于缓解这些症状。特别是老年人，由于身体活动量小、饮食量少、饮水量不足而容易大便干燥，经常吃点芹菜可刺激胃肠蠕动，利于通便排毒。

这么吃最养肺

√凉拌、榨汁　芹菜可直接榨汁饮用，也可焯水后凉拌。芹菜焯水时，宜整棵焯后再切，以减少维生素的损失。

√做馅、炒、做汤、熬粥　芹菜叶含有的维生素C比芹菜茎还多，而维生素C是抗氧化剂，可减轻雾霾伤害，所以芹菜要带叶一起吃。

养肺搭配提示

√芹菜+核桃仁：芹菜有养血润肤、润肠通便的作用，核桃仁有防止皮肤老化、抗衰老的作用，二者搭配，雾霾天食用可有效保护皮肤。

√芹菜+花生：芹菜可清热解毒、润肺养阴，花生可润肺化痰，二者同食可缓解肺燥、咳嗽。

√芹菜+番茄：芹菜和番茄中都富含维生素A、维生素C，可润肠通便，防治便秘，同时还能保护呼吸道，减少空气污染对身体的影响。

×芹菜+甲鱼：甲鱼肉中含有大量的蛋白质，而芹菜中大量的维生素C能使蛋白质变性，降低其营养价值。

实用养肺偏方

全芹菜1把，盐少许。将芹菜洗净，切碎，捣汁，加盐调匀，隔水蒸熟，晨起5时及晚7时各服1小杯，连服3日，适用于百日咳。

养肺抗霾食谱

银芽笋丝炒西芹

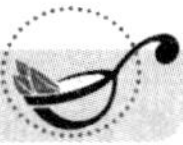

原料：西芹200克，竹笋、绿豆芽、豆腐干、瘦牛肉各100克，蒜末、生姜汁、番茄酱、酱油、香醋、芝麻、盐、香油、玉米淀粉、胡椒各适量。

做法：1.将西芹、绿豆芽、豆腐干洗净，焯水，西芹切段；将竹笋煮熟，切成薄片。

2.瘦牛肉洗净，切丝，加调料拌匀，放入油锅中炒熟。

3.将所有原料混合，放入容器内，加入调料拌匀即成。

功效：清热润肺、滑肠通便，适宜肠燥便秘、肺热咳嗽者调养食用。

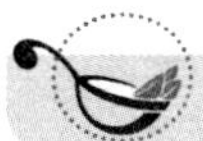

芹菜大枣汤

原料：芹菜300克，大枣60克。

做法：1.芹菜洗净，切片；大枣洗净，去核。

2.芹菜、大枣一起放入锅中，加水煮沸，再用小火煮10分钟即可。

功效：养阴润肺，益气养血。常喝可有效对抗雾霾，排毒养颜。

苹果：生津止渴，润肺除烦

苹果是人们经常食用的水果之一，营养丰富，尤其是富含矿物质和维生素，是所有蔬果中营养价值最接近完美的一个，而且其营养成分可溶性大，容易被人体吸收，故有“活水”之称。有这样一句话“每天一苹果，医生远离我”，虽然比较夸张，但苹果中的有效成分确实对身体极为有利，能够增强体力和抗病能力。据调查，吃较多苹果的人远比不吃或少吃苹果的人感冒概率要低。所以，为了肺脏的健康，就适当多吃些吧。

养肺食物档案

性味归经	性凉，味甘、微酸，归肺、胃经
主要营养成分	糖类、蛋白质、钙、磷、铁、锌、钾、镁、硫、胡萝卜素、维生素B_1、维生素B_2、维生素C、烟酸、纤维素等
宜忌人群	一般人群均可食用，尤其适宜口干舌燥、皮肤干燥、便秘者食用；心肌梗死、肾病、糖尿病患者忌食

养肺功效妙用

《滇南本草》中记载，苹果“食之生津，久服轻身”。雾霾天气严重时，多吃苹果可以起到生津止渴、润肺除烦、益气润肠、美容瘦身等功效。另外，苹果中的类黄酮素抗氧化成分能够有效地对抗空气污染和抽烟的伤害，可改善呼吸系统功能，还能帮助预防肺癌。

这么吃最养肺

√生食　直接食用、做沙拉、榨汁。生津止渴的效果好，可以防治咳嗽和音哑。苹果宜在饭前1小时或饭后2小时吃，如果饭后立即吃，会影响消化。

√熟食　蒸、煮、炖、煲汤等。苹果中的维生素、果胶和抗氧化物等有效成分多分布于果皮和近皮部分，能减轻肺部的炎症反应，所以吃苹果尽量不要削皮。

×拔丝　此法容易使人摄入过多的糖及油脂，助湿生痰，也会破坏苹果中的营养，对养护肺脏不利。

养肺搭配提示

√苹果+洋葱：苹果和洋葱都含有黄酮类天然抗氧化剂，有消炎的作用，同食可保护呼吸系统健康。

√苹果+胡萝卜：苹果和胡萝卜中都富含维生素A和维生素C，可以有效地保护呼吸道黏膜免受空气中有害物质的伤害。

√苹果+银耳：苹果生津润肺，银耳润肺清热止咳，二者同食会使润肺止咳的效果加倍。

×苹果+海鲜：苹果中富含鞣酸，海鲜是高蛋白质食物，二者同食会降低蛋白质摄取，还容易引发腹痛、恶心、呕吐等症状。

实用养肺偏方

苹果1个，生地黄15克，蜂蜜30克。将生地黄煎水，取汁200毫升；苹果洗净，去核，切碎，榨汁，与生地汁、蜂蜜搅匀即成。早晚温服，可滋阴补虚、润肠通便、清热除烦，适用于阴虚便秘。

养肺抗霾食谱

鲜姜菠萝苹果汁

原料：生姜1小块，菠萝1个，苹果2个。

做法：1.将苹果洗净，去核，带皮切成小块；菠萝去皮，洗净，切成块；生姜洗净，切成小块。

2.将准备好的材料放入榨汁机里榨成汁，即可。

功效：生津止渴、润肺化痰，可以预防感冒。

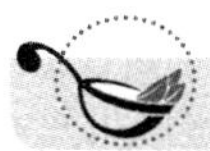

芹菜苹果汁

原料：芹菜400克，苹果2个。

做法：1.芹菜洗净，切碎；苹果洗净，切小块。

2.把芹菜放入榨汁机中榨汁。

3.再放苹果榨汁，倒入杯子内，混匀后即可饮用。

功效：清热润肺、润肠通便，适宜上火、口渴、便秘者饮用。

香蕉：润肠通便，清热解毒

香蕉果肉香甜软滑，人们都喜欢吃，很多女士还把香蕉当作减肥的食物。香蕉对肠道和肺脏的保健作用很大，它含有大量的水溶性纤维，可以帮助肠内的有益菌生长，维持肠道健康，清除体内的毒素和垃圾，防治便秘；维生素A能保护呼吸道黏膜细胞，增强对疾病的抵抗力；泛酸等能减轻心理压力，解除抑郁，让人保持快乐的心情，有益于肺气的宣发，欧洲人还因此称它为“快乐水果”。

养肺食物档案

性味归经	味甘，性寒，归肺、脾经
主要营养成分	糖类、蛋白质、膳食纤维、维生素A、维生素C、磷、钾、果胶、多种酶类物质等
宜忌人群	一般人群均可食用，尤其适宜发热、口干烦渴、咽干喉痛、便秘、肺结核、顽固性干咳者食用；脾胃虚寒、便溏腹泻、急（慢）性肾炎及肾功能不全者忌食

养肺功效妙用

《本草纲目》中称香蕉可以“除小儿客热”，《日用本草》中也记载，香蕉“生食破血，合金疮，解酒毒；干者解肌热烦渴”。二者均记载了香蕉的清热解毒功效。此外，香蕉还有润肠通便、润肺止咳的功效。根据中医“热者寒之”的理论，天气干燥、空气污染严重时，吃些香蕉可以改善燥热、肺燥、干咳无痰、口干咽干、肠燥便秘等症状，保护呼吸系统和肠道健康。

这么吃最养肺

√生食　香蕉去皮后可直接食用、榨汁或做沙拉，餐后1~2小时食用为宜。但香蕉中有较多的镁，空腹吃会使体内的镁骤然升高而破坏人体血液中的镁钙平衡，不利于身体健康，因此最好不要空腹吃。

√熟食　蒸、煮粥、香蕉茶、香蕉泥等均可，润肺滑肠的效果好，容易消化吸收，从小孩到老年人都能安心地食用，并补给均衡的营养。

×拔丝、炸香蕉片　这些吃法容易使人摄入过多的糖及油脂，助湿生痰，也会破坏香蕉中的营养，对肺健康不利。

养肺搭配提示

√香蕉+燕麦：香蕉和燕麦中都富含膳食纤维，同食能滑肠通便，有效地排除毒素，从而起到养颜的作用。

√香蕉+蜂蜜：二者都有生津润燥、美容养颜的功效，同食可使效果加倍。

×香蕉+芋头：香蕉、芋头都是富含碳水化合物的食物，二者同食不易消化，甚至会导致腹胀、腹痛等胃肠不适。

实用养肺偏方

香蕉2个，冰糖适量。香蕉去皮，捣烂，与冰糖一起放入容器内，隔水炖服，每日2次，连服数日，适用于燥热咳嗽。

养肺抗霾食谱

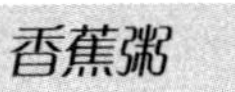

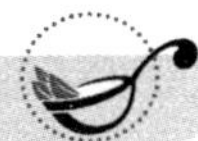

香蕉粥

原料：香蕉2根，大米100克，冰糖适量。

做法：1.将香蕉去皮，切成小块；大米淘洗干净。

2.锅置火上，放入大米加水煮粥。

3.待米半熟时加入香蕉块、冰糖，用小火熬煮至米烂即可。

功效：清热润燥，解毒滑肠，益气养阴。适用于肺燥咳嗽、肠燥便秘、痔疮出血等症。

提醒：香蕉一定要选熟透的，因为未熟透的香蕉含有较多的鞣酸，对消化道有收敛作用，不但不能帮助通便，反而会导致便秘。

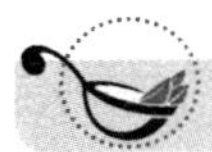

牛奶香蕉饮

原料：香蕉100克，牛奶250毫升。

做法：1.香蕉洗净、去皮、切块，备用。

2.将牛奶、香蕉放入果汁机中，搅拌均匀，最后倒入杯中即可。

功效：润肠通便、清热生津，能改善心情，工作压力大的人可常喝。

辛味食物能宣肺，肺气通则霾毒清

生姜：宣肺化痰，降逆止咳

俗话说：“冬吃萝卜夏吃姜，不用医生开药方。”生姜不仅是我们日常生活中的调味品，更是一种药用的食材。生姜的功效很多，是治疗恶心、呕吐的良药，有“呕家圣药”的美誉；夏天适当吃些生姜，可以抑治肠胃细菌的滋生，还可以刺激唾液、消化液分泌，增加胃肠蠕动，增进食欲。但秋天气候干燥，燥气伤肺，再吃辛辣的生姜，容易伤害肺部，加剧人体失水、干燥，所以秋季不宜吃姜。

养肺食物档案

性味归经	性微温，味辛，入肺、心、脾、胃经
主要营养成分	多种矿物质和维生素、姜酮、姜醇、姜酚
宜忌人群	一般人群均适用，尤其适宜体质偏寒、胃寒食欲不振、风寒感冒等患者食用；阴虚及热性体质者慎食

养肺功效妙用

中医认为，生姜具有发汗解表、宣肺化痰、温中止呕等功效，可用于外感风寒、风寒或肺寒咳嗽、胃寒呕吐等病症的调治。夏季炎热，贪凉的人总喜欢对着电扇、空调吹，很容易受风寒，引起伤风感冒、咳嗽，这时及时喝点姜糖水，发点汗，可使寒邪从表而解。

这么吃最养肺

√嫩姜　即常说的子姜，可凉拌、清炒、爆炒等，新鲜生姜的味道比干生姜和生姜粉要强烈，但性质略温，更适合湿气重的人食用。但也一次不宜吃得过多，否则会刺激胃黏膜，并产生口干、咽痛、便秘等“上火”症状。

√老姜　煎汤、煮粥，老姜因为姜辣素含量较多，味道更辛辣，宣肺、解表的功能更强，虚寒体质的人或受寒后可作为食疗使用。

养肺搭配提示

√生姜+红糖：姜中含有辛辣和芳香的成分，可通过发汗，使寒邪从表而解；红糖温胃和中，二者煎汤趁热服用可发散风寒，治疗感冒轻证。

√生姜+螃蟹等寒性食物：姜是温性食物，可以中和螃蟹、田螺、苦瓜等食物中的寒性，保护肠胃，防止体内寒气加重。

×生姜+酒：吃姜时不要饮酒，因为二者都是温热食物，合用易助火生疮，诱发呼吸系统疾病。

实用养肺偏方

生姜50克，核桃肉50克，北杏仁50克，蜂蜜适量。上述前三味共同捣烂，加入蜂蜜制成丸，每天临睡前服用，共分10次服完，具有理虚润肺、止咳定喘的功效，可治疗咳嗽、咳喘。

养肺抗霾食谱

生姜粥

原料：鲜生姜 5~10 克，红枣2~5 枚，大米 100~150 克，盐少许。

做法：1.鲜生姜洗净、切片；大米淘洗干净；红枣洗净，去核。

2.姜、红枣、大米一同放入锅中，加入适量清水煮粥。

3.煮好后加盐调味。

功效：暖脾养胃、祛风散寒，适用于风寒感冒、胃寒呕吐或淋雨后发热。

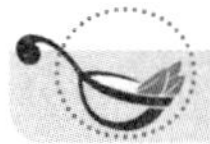

凉拌子姜

原料：子姜 30~60 克，盐、醋、白糖、香油各适量。

做法：1.子姜洗净，切成细丝，放入盘中。

2.加入盐、醋、白糖、香油拌均匀，即可。

功效：有开胃和中，止呕的作用。

葱白：温肺通阳，解表散寒

葱是人们四季经常食用的蔬菜及调味品，北方以大葱为主，南方多产小葱，味辛辣，含有挥发油及多种营养素，不仅能增加菜肴香味，增强人们的食欲，而且具有很高的营养医疗价值。从保健角度来讲，葱白的功效要强于葱茎，尤其它含有的葱蒜辣素，既能刺激身体汗腺，促进发汗，散寒邪，还有抑制癌细胞生长的作用。

养肺食物档案

性味归经	味辛、性温，归肺、胃经
主要营养成分	蛋白质、脂肪、糖、维生素A原、B族维生素、维生素C、钙、镁、铁、葱蒜辣素等
宜忌人群	一般人群均可食用，尤其适宜感冒、发热不出汗、咳嗽多痰者可食用；表虚、汗多、有胃肠疾病的人忌食

养肺功效妙用

《本草纲目》：“葱，所治之症，多属太阴、阳明，皆取其发散通气之功。”所以，葱白具有解表散寒、温肺通阳的作用，可用于怕冷发热、恶寒头痛、肢冷的感冒患者的食疗。

葱白中所含的葱蒜辣素也叫植物杀菌素，具有明显的抵御细菌、病毒的作用，能有效预防呼吸道传染病及皮肤疾病。

这么吃最养肺

√生食　蘸酱、凉拌，鲜葱白以柔细者为佳，太粗壮的葱白气浊力薄，效果较差。葱生食后口腔中会留下葱臭味，可用浓茶漱口或口内放入几片茶叶咀嚼可去除异味。

√熟食　煮粥、做汤羹、炒，但要注意，葱白不宜长时间烹煮，否则其所含的葱蒜辣素会挥发掉，降低保健功效。

养肺搭配提示

√葱白+大米：葱温热、辛辣，可驱除寒气，大米补中益气，二者同食可驱寒解表，提高免疫力，缓解风寒感冒症状。

√葱+鱼、肉等食物：大葱的挥发油和葱蒜辣素既能刺激唾液和胃液分泌，还能祛除鱼、肉等食物的腥膻味，并产生特殊香气，促进食欲及增加营养素的吸收。

×葱白+大蒜：二者都是辛辣、温热之物，同食会助热生痰，引起口舌生疮。

实用养肺偏方

取葱白50克，捣烂，用指甲大小的药棉浸葱汁，然后塞入鼻孔内，保持数分钟。一开始感到刺鼻，渐渐会失去刺激性，当效力消失后再换新药棉。每次如此塞30~60分钟，每天2~3次，可散寒、通阳，适用于受寒所致的鼻炎。

养肺抗霾食谱

葱白生姜粥

原料：葱白10克，生姜5克，大米50克。

做法：1.生姜、葱白切末备用。

2.大米淘洗干净，放入锅中，加入适量清水煮粥。

3.粥将熟时放入生姜和葱白，继续煮至粥熟即可。

功效：生姜、葱白辛温发散，能祛风寒，此粥能缓解由风寒引起的发热、头痛、咳嗽、无力等症状。

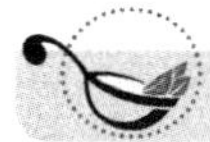

葱豉汤

原料：葱白30克，豆豉10克，生姜3片，黄酒30克。

做法：1.将葱白洗净，切段。

2.将葱段、豆豉、生姜一起放入锅中，加入适量清水煮开。

3.倒入黄酒，调匀后即可服用。

功效：发散风寒，理气和中。适用于外感风寒所致的恶寒发热、头痛、鼻塞、咳嗽等。

大蒜：宣窍祛风，化痰止咳

生活中，有些人很喜欢吃大蒜，而有些人则因为大蒜的味道而对大蒜望而却步，但是不可否认的是，它是对身体十分有益的食物，比如蒜中含有“蒜胺”，这种物质对大脑的益处比B族维生素还强许多倍，平时让儿童多吃些葱蒜，可使脑细胞的生长发育更加活跃。此外，大蒜还有抗菌消炎的作用，可保护肝脏、调节血糖、保护心血管、增强人体免疫力、防癌等，也因此被人们誉为“天然抗生素”。

养肺食物档案

性味归经	性温，味甘辛，归肺、脾、胃经
主要营养成分	蛋白质、膳食纤维、维生素C、维生素B_2、维生素E、大蒜素、钙、铁、锗、硒等
宜忌人群	一般人群均可食用，尤其适宜风寒感冒、风寒咳嗽、流感、肠炎、癌症患者食用；阴虚火旺者及有目、口齿、喉、舌疾病患者均忌食

养肺功效妙用

大蒜色白，入肺，性温味辛，最善除肺经的风邪，有解表祛风、化痰止咳的功效。用大蒜治疗风寒咳嗽是很常用、有效的方法之一。

大蒜中含有一种叫“硫化丙烯”的辣素，对病原菌和寄生虫都有良好的杀灭作用，在雾霾严重的天气里，每天吃几瓣大蒜，可预防呼吸道感染，减轻发热、咳嗽、喉痛及鼻塞等感冒症状，减轻皮肤过敏反应。

另外，大蒜外用还可促进皮肤血液循环，去除皮肤的老化角质层，软化皮肤并增强其弹性，还可防日晒、防黑色素沉积，去色斑增白，爱美的女性不妨一试。

这么吃最养肺

√生食　大蒜素遇热后很快分解，其杀菌作用降低，因此，预防和治疗感染性疾病应该生食大蒜。最好捣碎成泥，而不是用刀切成蒜末，并且要先放置10~15分钟，让蒜氨酸和蒜酶在空气中结合生成大蒜素后再食用。

√熟用　煮水、煎汤等，大蒜熟后抗炎杀菌的作用减弱，但化痰止咳效果好。

养肺搭配提示

√蒜+醋：蒜能杀菌，醋的主要成分醋酸也有杀菌的作用，二者同时食用杀菌效果更强。

√蒜+猪肉：蒜含有大蒜素，猪肉富含大量的维生素B_1，二者同食促进血液循环，可以尽快消除疲劳、恢复体力。

√蒜+黄瓜：蒜属辛辣食物，可促进脂肪代谢；黄瓜可降低胆固醇。二者搭配有利于杀菌解毒、减肥。

实用养肺偏方

大蒜5瓣，冰糖适量。将大蒜捣成蒜泥，放入杯中，加冰糖适量，用开水冲泡，温服当茶饮，每日1次，咳嗽严重者每日2次，可快速止咳化痰。

养肺抗霾食谱

大蒜粥

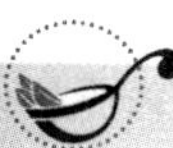

原料：紫皮大蒜30克，大米50克，冰糖5克。

做法：1.将大蒜去皮切成薄片，静置10~15分钟；大米淘洗干净。

2.将大米放入锅中，加水煮粥。

3.粥将熟时，放入蒜片、冰糖，继续煮至粥熟即可。

功效：止咳化痰、润肺补气，对缓解和治疗哮喘有一定的作用。

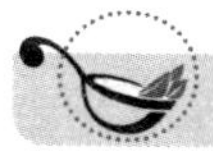

蒜香芦笋

原料：芦笋300克，大蒜5瓣，橄榄油、蚝油各适量。

做法：1.芦笋洗净，切段，焯熟，沥水，装盘；大蒜洗净，捣成泥。

2.油锅烧热，加入蒜泥、蚝油，炒至黄金色，淋在芦笋上即可。

功效：排毒杀菌，预防流感，还可以预防癌症。

洋葱：化湿祛痰，杀菌消炎

提到洋葱，大部分人可能是又爱又恨的感觉吧，爱的是它有营养，保健效果好，在一些欧美国家，洋葱被看作“菜中皇后”，对它的评价非常高；恨得是，切洋葱的时候辣眼睛，哗哗流眼泪。你知道是什么导致的吗？就是葱蒜辣素，这种物质食用后，经呼吸道、泌尿道、汗腺排泄时，能轻微刺激管道壁的分泌，起到祛痰、利尿、发汗及预防感冒的作用。也就是说，这让你流泪不停的罪魁祸首，恰恰是养肺的大功臣。

养肺食物档案

性味归经	性温，味辛、甘，归心、脾、胃经
主要营养成分	糖、黄酮类化合物、葱蒜辣素、槲皮素、前列腺素A、钾、维生素C、烟酸、叶酸、钙、锌、硒、膳食纤维等
宜忌人群	一般人均可食用，适宜风寒感冒、咳嗽痰多、流感、消化不良、饮食减少、癌症等患者食用；患有皮肤瘙痒性疾病、眼疾、胃炎、胃溃疡、热病等患者忌食

养肺功效妙用

洋葱辛温发散，能畅通血脉，促进气血运行，具有和胃下气、化湿祛痰、解毒杀菌等功效；洋葱含有植物杀菌素，对多种致病菌有杀伤及抑制作用。所以，在寒冷季节雾霾严重时，每天吃些洋葱，既可以抗寒，还可以抗霾排毒，保护呼吸道健康，对流感、风寒感冒、咳嗽痰多、胸闷脘痞、小便不利等病症都有很好的防治作用。

这么吃最养肺

√生食　做凉菜、沙拉或榨汁，保留了洋葱的营养和辛辣味道，化湿祛痰的效果更好。洋葱有白皮、黄皮和紫皮三种，其中紫皮洋葱辛辣味更强，营养更丰富，还含有植物花青素，可预防炎症和过敏，最适宜在雾霾天食用。

√熟食　炒、煲汤、煮粥等，不宜烹制时间过久，否则辛辣味道变淡，养肺效果也会变差。

养肺搭配提示

√洋葱+羊肉：洋葱含有特殊的抗氧化剂，与温阳散寒的羊肉一起搭配食用，可以增强人体的免疫力，提高防病抗病的能力。

√洋葱+醋：辛辣的洋葱能促进气血运行、杀菌消炎，醋也有活血祛瘀、杀菌的作用，二者同食会使效果加倍。

×洋葱+蜂蜜：洋葱含有多种生物活性物质，蜂蜜有清热的作用，二者遇到一起，会发生不良反应，严重的可能导致腹泻。

实用养肺偏方

洋葱、蜂蜜各50克，砂糖400克。洋葱去皮，洗净，切碎，与砂糖一起放入锅中，加水1000毫升，用小火煮3小时，稍凉后调入蜂蜜，然后倒入瓶中封口冷却。咳得厉害时每小时服用1汤匙，止咳效果好。

养肺抗霾食谱

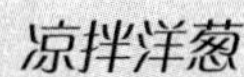

凉拌洋葱

原料：洋葱1个，黑木耳、青红椒、米醋各适量，香油、盐、糖、鸡精各少许。

做法：1.洋葱洗净切丝，稍烫去辣味；青红椒洗净切丝；黑木耳泡发后切丝，焯水，过凉备用。

2.所有食材放入碗中，加盐、糖腌拌片刻，加入米醋、香油、鸡精，拌匀即可。

功效：化湿祛痰，杀菌消炎。

提醒：拌好后放入冰箱冷藏片刻，食用时口感更佳。

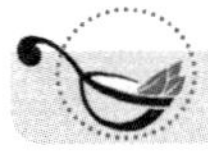

洋葱炒鸡蛋

原料：鸡蛋2个，洋葱1个，盐、酱油各适量。

做法：1.洋葱洗净，切细条；鸡蛋磕进碗里，加盐搅打均匀。

2.油锅烧热，放入鸡蛋液，炒熟，盛出。

3.锅内再放油，烧热，倒进洋葱煸炒至出香味，放入炒好的鸡蛋，加入适量酱油、盐调味即可。

功效：润肺利咽，补充营养。

这六类伤肺的食物千万不能吃

肺是一个很娇气的器官，很容易受雾霾伤害，所以，我们应该多吃那些养肺食物。但是，养肺不但要做加法，还要做减法，有些食物吃了之后反而对肺不利，因此，养肺也要学会忌口，以下六类食物应少吃或不吃。

烟酒

吸烟是导致咽喉炎、气管炎、肺炎、肺癌等各种肺系疾病的最大元凶，烈酒则会引起心肺损伤，所以，想要保护好“娇脏”，就一定要戒烟酒。

肥甘厚腻食物

肥肉、动物油、奶油、烤鸡、烤鸭、高糖点心等肥甘厚腻食物，会助湿生痰，造成呼吸道不畅，长此以往会给肺部健康埋下隐患。所以，养肺饮食一定要清淡，肥甘厚味最好少吃或不吃。

咖啡、浓茶

很多人都喜欢喝咖啡或浓茶来提神，以提高工作效率，但是，咖啡中的咖啡因和浓茶里的茶碱都会刺激呼吸系统，影响气管和肺的正常功能。同时，它们还会起到兴奋作用，使心率加快，增加心肌耗氧量，很不利于养护心肺。

辛辣刺激性食物

生姜、葱白、大蒜同属辛味食物，适当吃一些可以宣肺解表，但如果是过于辛辣的辣椒、辣油、辣味调料、芥末等，最好不要吃，否则易伤肺气，损耗心阴，造成心肺气血亏损。

海鲜、生冷食物

虾、蟹等海鲜，雪糕、冰淇淋、冰镇饮料等生冷食物，都会滋生痰湿，使人体分泌的痰量增多，堵塞肺、气管、支气管，引起相应的病变。所以，这类食物最好少吃或不要吃。

大补的食物

人参、鹿茸、燕窝、阿胶等都是大补的药物或食物，对有些病证有益，但却不适宜养肺，肺病患者更不宜食用，因为这些大补之物进入人体之后，会抑制机体的祛痰功能，加重呼吸系统病症。

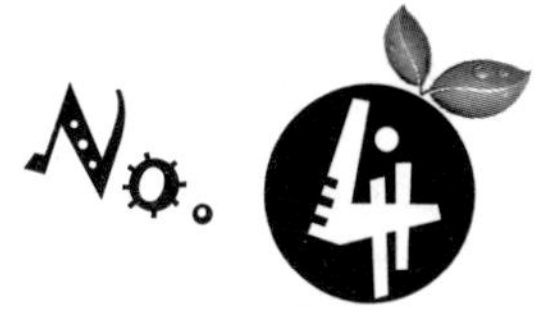

雾霾不分季节，养肺却要顺“时”而为

春夏秋冬，四季轮转，是自然的规律，可雾霾是不管什么季节，想来就来的，因此，肺脏就要时刻打起精神，做好迎战的准备。但在中医看来，季节的变化与人体是相通的，不同季节的气候特点，对于脏腑组织及身体健康的影响是不同的，这就需要我们顺应四季的变化来养生，养肺也是如此。

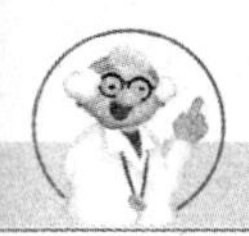

春季养肺：防风邪，固肺卫

春季气候变暖，自然界万物复苏，各种生物欣欣向荣，然而，春季温暖、多风、干燥的气候，又极容易对肺脏造成伤害，从而影响肺脏功能，导致人体卫气不固，使各种呼吸系统疾病有机可乘。所以，春季养肺的重点就是防风邪，固肺卫之气。

春季多风易犯肺

我们知道，春季是多风的季节。风，在中医里又称为风邪，是春季当令的一种邪气，也是六淫邪气之首。风邪对人体肺脏的危害很大，因为肺为娇脏，是主呼吸的，在一呼一吸之间，风邪就能直接侵犯到肺，影响肺的正常功能，引起肺卫不固。

这里的“卫”是指卫气，是人体气的一种，打个比方，卫气就像人体表面的一层保护膜，负责保护人体不受外邪的侵袭。而卫气是由肺所主的，因为在中医里肺是主气的，所以专业的说法就是“肺卫之气”。当肺受到风邪侵袭功能下降时，人体的卫气就会相应地虚弱，不足以抵挡外邪的侵袭了，这就叫“肺卫不固”，说得再简单点，就是卫气不能固表了，不能保护人体了。这样一来，空气中的病毒、细菌等外邪都会乘虚而入，引起呼吸道感染、发生支气管炎、哮喘等呼吸系统疾病。另外，有些人在春季容易花粉过敏或者患过敏性鼻炎，与肺卫不固也是有很大关系的。

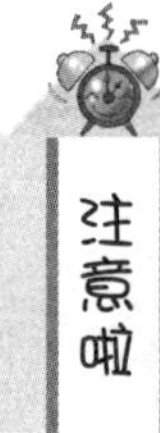

注意啦

春季风邪犯肺的直接结果是肺卫不固，使人体的抗病能力变差，所以防风邪是降低春季呼吸系统疾病高发的关键。

肺卫不固，可用玉屏风散

既然肺卫不固对人体的影响这么大，那么，我们就要想办法来固护肺卫，怎么固护呢？中医里有一个著名的方子——玉屏风散。它是一种怎样的药呢？这得先从它的组成说起。

玉屏风散的组成是：黄芪、白术、防风。它的组方药物少而精妙，三味药成鼎足之势。

黄芪既补脾气，又补肺气，是一味补气的常用药，能够固表止汗。白术是“四君子”之一，可补脾胃之气，补足脾胃之气就像士兵吃饱了才能去打仗保卫国家一样，可帮助黄芪来加强益气固表的功效。防风走表，擅长驱散骨肉中的风邪，与黄芪配伍，既能固表而不致留邪，又能达到祛邪而不伤正的效果。

所以，用这三味药组成的玉屏风散，既固护肺卫，又防外邪，像御风的屏障，而且由于三味药都是比较名贵的上品中药材，珍贵如玉，所以取名叫做“玉屏风散”。如果你在春季很容易感冒，或者一旦感冒很不容易好，就很可能是肺卫不固导致的，吃玉屏风散就可以有效改善这种情况。除了方剂，还有中成药玉屏风颗粒，服用更方便。

养肺知识小贴士

玉屏风散是用来增强人体正气，固护肺卫的，可起到预防感冒的作用，但也只能预防不能治疗，如果已经患上感冒，一般不能用玉屏风散。因为它基本上是补的药，可能补足了邪气而正气因此更虚，从而加重感冒症状。就像敌军已经侵入进来，我们如果还盲目地空投补给，物质可能就补给敌军了，而自己没有得到好处，所以这点要切记。

春季养肺先疏肝，肝气犯肺影响肺功能

前面已经讲过肝和肺的关系，肝气生发，肺气肃降，共同维持着人体气机的正常升降。春季主生长、升发、条达舒畅，在五行中属木，与人体的肝脏相对应。在人体的五脏之中，肝脏是一个开朗乐观的脏器，喜条达恶抑郁，它的特性如同春天的柳树枝条一样柔韧、条达、舒展，担负着升发、疏泄、调畅气血的生理功能。

可一旦肝气抑郁了，生发不起来了，气机郁滞了，肺气的肃降功能也会受到影响，很多人就会出现阵咳、咳痰不爽等症状，这时候只养肺是不行的，必须先疏泄抑郁的肝气，才能从根本上解决问题。

中医用于疏肝理肺的方法很多，比如可以吃些逍遥丸，或者用玫瑰花泡水喝，这里给大家介绍两个更为简单方便的疏肝法。

1 疏肝香囊

制作方法：取玫瑰花、香附各30克，装入纱布袋或漂亮的香包里，封口即可。

玫瑰花和香附都是芳香之物，能够疏肝理气，每天佩戴在身上，可起到疏解肝郁、宣降肺气的功效。

2 疏肝药枕

制作方法：夏枯草、砂仁、菊花、决明子各适量，装入枕芯中，封口即可。

夏枯草、决明子都有清肝热的作用，菊花还能明目，砂仁有和胃的作用。在春季，肝郁或肝火旺、睡不好觉的人，每天晚上枕着这个药枕就能起到疏肝安眠的作用，对养肺也很有帮助。

春季养肺饮食：省酸增甘

春季养肺，饮食方面的调养也至关重要，尤其对那些有呼吸道疾病的人来说更要注意饮食。除了饮食清淡、多喝水以外，还有一点要特别注意，就是要省酸增甘。

中医认为，酸入肝，甘入脾。春季要养肺就得少吃点酸的，多吃点甘的。为什么呢？因为酸有收敛的作用，不利于肝气的生发，如果酸味食物吃多了，肝气郁结了，肺也就跟着遭殃了。而甘味是补脾胃的，前面也讲了，脾胃和肺是母子关系，脾胃强壮了，肺气才会充足，这就是中医强调的培土生金法。

所以，大家在春季可以多吃些甘味食物，当然，白色的甘味食物更好，比如山药、大枣、蜂蜜、花生、糯米、薏米等，既能补脾，又能益肺。

这里给大家推荐两款补益脾肺的食疗方。

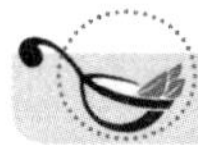

大枣糯麦粥

原料：糯米30克，小麦60克，大枣10枚，红糖适量。

做法：1. 将糯米和小麦分别洗净，红枣去核、洗净。

2. 三者一起放入锅中，加入适量清水煮成粥。

3. 最后加红糖调味即可。

功效：此粥香甜软糯，补益脾肺、固表止汗。

黄芪银耳杏仁茶

原料：黄芪15克，银耳20克，杏仁10克。

做法：1. 将原料分别洗净，一起放入锅中。

2. 用大火煮沸，然后转小火熬煮30分钟即可。

用法：代茶饮，每日1剂。

功效：养肺、护卫气。

注意：苦杏仁有小毒，它的用量需要严格控制，并且需要熬煮30分钟以上。

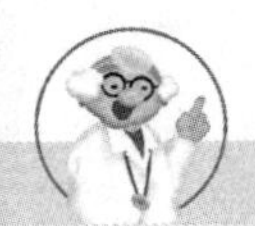

夏季养肺：防温邪，养肺气

中医认为“春夏养阳、秋冬养阴”，夏季是自然界阳气最旺的时期，尤其是农历的“三伏”天在一年当中阳气最旺盛，此时是肺气的养护的最佳时机，可以起到事半功倍的效果。

在我国大部分地区，夏季都很炎热，尤其是“三伏”天，可说是湿热难耐，身体在这种情况下极易受到湿热邪气的侵害。而肺居上焦，开窍于鼻，湿热邪气就会从口鼻侵犯肺部，继而出现发热、头痛、恶风寒、汗出、口渴、咳嗽等症状，这就是《温热论》中所说的：“温邪上受，首先犯肺。”所以，在夏天要重点做好温邪犯肺的预防。

冬病夏治：夏季养肺，冬季少生病

在中医学里，“冬病夏治”是一种非常具有特色的疗法，始于《黄帝内经》，是经典中医理论“不治已病，治未病”的具体运用，主要针对一些慢性呼吸系统疾病，如慢性咳嗽、哮喘、支气管炎等。这些疾病常常一到冬季就开始反复发作或加重，不容易治好，因为这样的患者本身往往体质虚寒、阳气不足，再加上冬季寒冷的天气，就很难达到预期的治疗效果。所以，中医就采用了“冬病夏治”的疗法，夏季自然界和机体阳气都达到最旺的时候，通过饮食调节及进行温补阳气、散寒驱邪、活血通络等治疗，很容易增强机体抵抗病邪的能力，祛除阴寒之病邪，最终达到预防和治疗的目的。

所以，夏季在饮食起居和身心等各方面应注意多加调养，较之冬季更有成效。此外，也可以采用中药贴敷的方法来养肺，如三伏贴；或者进行一些药膳食疗，如北芪怀山瘦肉汤，有补肺、健脾、益气的功效，适合咳嗽、气促、汗多、反复感冒者食用。而平时虚寒明显、咳痰不多的慢性病患者，可间断补以红参、高丽参、北黄芪、巴戟天等药物以温阳脾胃，补益肺脏。

夏季暑热或贪凉都会影响肺功能

夏季的气候特点就一个字——热！尤其近几年，各地高温频现，鸡蛋放在马路上都能被烤熟了，人又怎么受得了？而人体首受其害的就是肺，暑热之邪通过口鼻、皮肤侵入人体，耗伤肺阴，影响肺功能的正常发挥，甚至引发各种疾病。所以，夏天防暑降温对养护肺脏很重要。但是，也不能因为贪凉就一整天待在屋里，吹着电扇或空调，喝着冷饮，这样是凉快了，可寒凉之气同样会从皮肤、毛孔侵入人体，损伤肺之阳气，引起上呼吸道免疫力下降，这就是夏天人们更容易伤风感冒的原因。所以，夏季养肺太热了不行，太凉了也不行，祛暑降温一定要适度。

选择适宜的衣物

酷暑季节，衣物的选择要以简单、凉爽、美观、能保护皮肤为原则。

◎衣料：应选择全棉、麻、真丝等面料的衣物，以免刺激皮肤，影响排汗。

◎颜色：应选择浅色衣物，因为深色衣服更容易吸热。

◎宽松：夏季衣物一定要宽松，太紧的衣物不易通风，女性穿紧身裤更为有害，裤子太紧不利于体内排出的汗气散发，却有利于病菌的侵入。

◎更换：夏季出汗多，所以衣物要勤换着点儿，以防止汗液浸湿，滋生病菌。

◎增减：要随着天气变化随时增减衣物，特别是寒性体质者、经期女性或患有关节炎、风湿等病的老年人，更要避免着凉，晚上睡觉时最好穿上睡衣。睡衣不仅吸汗，同时还可以防止人体受凉。如果是长时间待在空调房里，最好准备一件空调衫。

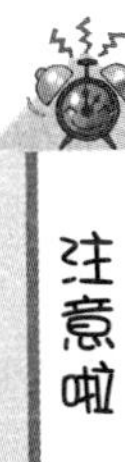

夏季可不是穿得越少越凉快，在气温接近或超过37℃的高温下，皮肤不但不能散热，反而会从外界环境中吸收热量。所以，夏季再热，男性也不要打赤膊，女性更不要穿吊带背心或过短的裙子，以免皮肤被烈日灼伤或遭受暑热。

夏季防晒工作要到位

夏季要避免长时间待在高温的环境中或在烈日下暴晒，有事外出时要备好遮阳帽、遮阳伞、防晒服等；户外工作者除了要做好防晒外，尽量选择在早晚天气比较凉爽的时候工作，避开正午高温时段。

防暑降温要适宜

夏季可使用凉席、空调、电扇等来散热，但也不能过于贪凉。风扇不能开着大风对着身体猛吹；空调的温度以26~28℃为宜，不能太低，更不能直吹，尤其晚上睡觉时，尽量不要开着风扇或空调，以免损伤阳气和肺阴，影响肺功能；凉席也不能睡太久，老年人和小孩最好选择草席、藤席、亚麻席等降温程度不太大的凉席。

科学饮食

夏季，很多人喜欢喝冰镇饮料、吃瓜果来消暑，可这样做当时是痛快了，却会导致阳气受损，内生寒湿，诱发咳嗽、咳痰等呼吸道症状。所以，想要通过饮食来清热解暑，吃冷饮并不是一个好方法。建议大家多吃些具有清热消暑、除烦解毒功效的食物，如黄瓜、苦瓜、冬瓜、苦菊、莴笋、绿豆、薏米、西瓜等，用这些食材凉拌、清炒、煮粥、煲汤，都能达到祛暑养肺的目的。

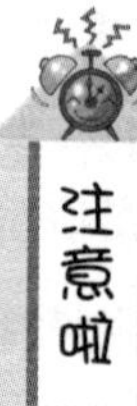

夏季养肺多喝水是必不可少的，随时喝水，不但能解渴降温，也是对脾胃、肺等脏腑及身体组织流失水分或是阴津的一种补充。

适量运动

夏季可选择清晨和傍晚这两个时间段适当进行户外运动，宜选择运动量较小或适中的运动方式，如散步、慢跑、健身操、广场舞等。游泳也是一种能祛暑降温，又能有效锻炼肺功能的运动。但切忌过度锻炼，大汗淋漓，或带病健身，以免加剧阳气损耗。

夏季养肺饮食：省苦增辛，以养肺气

前面简单讲了讲夏季养肺的饮食原则，但如果从中医角度来讲，夏季通过饮食来养肺，只要做到四个字即可：省苦增辛。意思是说，夏季少吃苦味食物，多吃辛味食物，可以养护肺气。

这是为什么呢？中医认为，夏季心火当令，而苦入心，苦味食物吃多了会助心气而制肺气，肺气本虚之人更不耐受，因此不建议多吃。辛味入肺，所以在夏季，为了防止肺气受伤，尽管天气热，人们也可以适当多吃些辛味的东西，如白萝卜、葱白、姜、蒜等，都有发散、行气、活血、通窍、化湿等功效，可补益肺气，尤其是肺气虚的人更应如此。但是，辣椒、芥末等辣味比较重的食物不宜多食。

以下推荐两款夏季养肺的食谱。

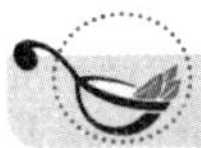

山药杏仁粥

原料：山药100克，大米100克，杏仁20克。

做法：1.将山药煮熟。

2.杏仁炒熟，去皮尖，切为末。

3.锅中加适量水，山药、杏仁和大米一起煮粥。

功效：山药、杏仁具有补中益气、温中润肺的作用。适用于脾虚体弱、肺虚久咳患者。

苹果川贝鸡汤

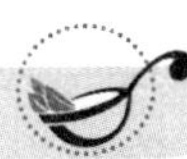

原料：三黄鸡半只，苹果2个，桂圆肉15克，川贝母15克，生姜数片。

做法：1.三黄鸡洗净，切成块，放入沸水中焯水后用清水冲洗，沥干水分。苹果洗净，切成块，去掉芯。

2.汤锅内加入6碗水，放入焯过水的鸡块、苹果；加入桂圆肉、川贝母、姜片。

3.大火烧开后转小火，煲2小时即可。

功效：苹果具有改善呼吸系统和肺功能，保护肺部免受污染和烟尘影响的功效；川贝母味苦、甘，性凉，入肺经，有止咳化痰、清热散结、润肺的功效。

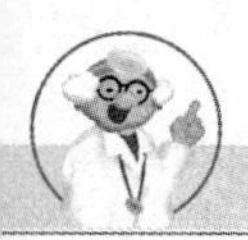

秋季养肺：防燥邪，滋肺阴

中医认为，秋季属金，与人体的肺脏相对应。秋季气温逐渐下降，人体阳气开始收敛，阴气逐渐充盛。加之雨水的减少，空气开始变得干燥，很多人可能都会有这种体会，一到秋季就总感觉咽喉、鼻腔发干，其实这都是燥邪导致的。燥气易伤肺伤津液，导致肺阴亏损不足，因此，秋季养肺最重要的就是要滋阴润燥。

秋季燥邪最伤肺

燥是秋季最主要的气候特点，最容易损害肺脏，这是为什么呢？因为肺是主皮毛、主呼吸的，燥邪会通过口鼻呼吸道或皮肤毛孔进入肺部，也就是说肺在接受外邪时，它是首当其冲的。而且，肺为娇脏，又喜欢湿润的环境，对于干燥特别敏感。所以，比起其他脏腑，肺更需要水湿的滋养和濡润。

燥邪一进入肺部，就会耗伤肺脏津液，使肺失于濡润，那么，肺脏正常的宣发与肃降的功能就会受到影响，人体也会随之发生一系列的秋燥反应，出现口干、唇干、鼻燥、咽干、咳嗽有痰、大便干结、皮肤干燥等症状。

那么，面对秋燥，我们应该怎么养肺呢？《黄帝内经》中给了答案：“燥则润之。”通常所说的“润燥”就是这个意思。所以，在秋季，必须进行滋阴润燥，才能保证肺脏这个“娇脏”的健康，才能缓解皮肤干燥、口干咽干等秋燥症状，免去慢性支气管炎、支气管哮喘、慢性阻塞性肺病等呼吸系统疾病的困扰。

养肺知识小贴士

秋燥来袭时，大家可以多按摩液门穴，将一手微握拳，掌心向下，在第四、五指间缝纹端处，按压10秒后放开，稍停，再压，反复按压1~3分钟，每日2~3次，可起到滋阴补肺、清热除燥的功效，对于口干舌燥、烦渴等症都有很好的调治作用。

润肺养肺，初秋清热，晚秋驱寒

秋天是肺部养生的好时节，然而，早秋和晚秋却有着很大的差别。从传统意义上来说，秋天是从“立秋”开始的，这之后自然界进入了“阳消阴长”的过渡阶段。但是，此时盛夏余热未消，气温仍然很高，所以有“秋老虎”之说。加之时有阴雨绵绵，湿气较重，天气以湿热交蒸为特点。如果此时就大肆地滋阴补肺，反而会助湿生热，对肺不利。所以，初秋季节，养肺的关键是清热润燥，可多吃些清热润肺的食物，比如荸荠、莲藕、梨、柑橘、猕猴桃、百合、白萝卜等。这些都是秋季的时令蔬果，多吃些对养阴清肺非常有好处。

另外，初秋时节延迟增加衣物，可帮助肺提高对低温的适应能力，平稳过渡到晚秋或冬季。但抵抗力较弱的老人、孩子以及自身调节力差的人应注意气温变化而随时添加衣服。这类人群遇冷抵抗力下降、御寒力减弱，容易诱发急性支气管炎、肺炎等疾病。

秋分过后，早晚温差变大，此时的秋燥已从“温燥”转为“凉燥”，人易伤风感冒，旧病也易复发。此时就要改变之前的做法，饮食逐渐转为温热，注意添加衣物。

“寒露”节气则是天气转凉的象征，标志着天气由凉爽向寒冷过渡，进入晚秋时节，此时养肺的重点是驱寒。对此，中医有一个特殊的治疗方法，就是辛润，也叫温润，辛温发散寒邪，润可恢复肺功能。所以，这时候要采用温补的办法了，多吃些能驱寒、润肺的食物，如山药、大枣、鸡肉等，既可温补脾胃，又能养肺润燥。

养肺知识小贴士

不少人鼻黏膜对冷空气很敏感，秋风一吹，就会伤风感冒，出现打喷嚏、流清涕、咽痛、咳嗽等症状。此类人群应从初秋起就开始坚持每天用冷水洗脸、洗鼻，然后按摩鼻部，做法是将两拇指外侧相互搓热，沿鼻两侧上下按摩30次，每天1−2遍，可增强呼吸道耐寒能力。

出游登高解秋郁，宣肺气

秋天草枯叶落、花木凋零，一片肃杀之气，极易使人们触景生情，引起凄凉、抑郁及悲愁伤感的心绪。中医认为，人的情志会影响内脏器官，而此时人的阳气从表皮开始往内收敛，汗毛孔逐渐闭合，也会影响到肺的功能，使人变得比较容易悲伤，所以，自古就有“悲秋”之说。

悲正是肺之志，悲伤的是肺，悲的情绪最易影响到肺的宣发功能。那么如何化解悲秋的情绪呢？俗语说“登高解秋郁”，我国素有重阳节登高的习俗，从养生保健的角度来说，这是有一定道理的。到了秋天，秋高气爽，天高云淡，伴着习习凉风，登高远眺，视线在远近间收放，极目望去，胸怀也会随之宽阔，所谓的烦恼和压力也就随之淡忘了。如果再放开嗓子高喊几声，把胸中集聚的浊气都呼出去，那对缓解抑郁的情绪是大有帮助的。

需要注意的是，在外出登山时，一定要注意保暖，尤其要保护膝关节，必要时戴上护膝。因为膝关节在遇到寒冷刺激时，血管收缩，血液循环变差，往往使疼痛加重，诱发关节疾病。

另外，还可以多笑一笑。笑可以说是最“便宜”且有效的一种解郁方法。中医有“常笑宣肺”的说法，尤其是大笑，有扩张肺部的作用。另外，人在笑的过程中，还会不自觉地深呼吸，清理呼吸道。不妨和家人朋友一起外出游玩，说说笑笑，联络感情的同时也锻炼了身心。

养肺知识小贴士

除登高远眺之外，秋季也宜进行适当的锻炼，可选择运动量不大、动作比较轻松平缓的运动，比如散步、快走、骑自行车等，在增强机体抗寒能力的同时，对宣发肺气、纾解抑郁的心情也有帮助。

秋季养肺饮食：少辛增酸

“少辛增酸”是中医养生对于秋季养肺饮食的一个原则。所谓“少辛”，指的是要少吃辛味食物，因为肺属金，通气于秋，秋天肺气盛，减少辛味食物，才能防止肺气太盛而引起“肺燥”。金克木，即肺气盛会伤肝，故在秋天要“增酸”，以改善肝脏的功能，抑制肺气的亢盛。而且，酸味食物还能促使人体内各种体液分泌正常，补充秋燥所造成的津液损伤，起到滋阴润燥的效果。

所以，根据这一饮食原则，秋季要控制辣椒、胡椒、芥末、姜、葱、蒜等等辛辣食物的摄入，多吃些梨、山楂、葡萄、番茄、弥猴桃等酸味食物。此外，大家还可以适当服用一些健脾益肺、理气祛痰的食物，如百合、银耳、冬瓜、荸荠、甘蔗、大枣、蜂蜜、核桃等。

下面就给大家推荐两款适宜秋季养肺的食谱。

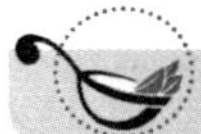

粳米玉竹粥

原料：新鲜肥玉竹50克（干玉竹20克），粳米100克，冰糖适量。

做法：1.玉竹洗净，去掉根须，切碎煎取浓汁后去渣。

2.加入粳米，再加适量水煮为稀粥。

3.放入冰糖，稍煮沸即可。

功效：此粥滋阴润肺、生津止渴。适用于肺阴受伤、肺燥咳嗽、干咳少痰等症状的调理。

西瓜乌鸡汤

原料：新鲜西瓜1个，乌鸡1只，蜜枣1枚，瘦肉200克，姜、盐适量。

做法：1.将整个西瓜的瓜肉挖出，留少许红色，将瓜皮切成小块；乌鸡洗净切块。

2.锅中加入适量清水烧开，放入鸡块、姜片、瘦肉、蜜枣。

3.大火煮半小时，中火煮1.5小时，这时，将切好的西瓜放入，再中火煮半小时即可。

4.最后根据口味放适量盐。

功效：滋阴润燥，特别适合秋天饮用。

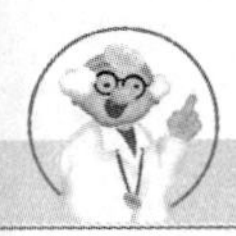

冬季养肺：防寒邪，温肺阳

寒乃冬季之主气，冬季来临后空气就变得干燥而寒冷，如果寒冷太甚伤人致病即为“寒邪”。此时呼吸道黏膜抵御感染的能力下降，容易发生上呼吸道感染，即感冒、病毒性咽炎、喉炎等。因此，冬天养肺就要时刻注意防寒保暖，要随着外界气温的变化及时增加衣服，勿使寒气侵入体内，损伤肺阳。

冬季养藏，收敛精神养足肺气

“藏”是冬天的一个显著特征，此时外界的阳气普遍不足，与此相对应的，人体的阳气也应该藏于体内。因此，冬季养肺也要注重一个“藏”字，才能养足肺气，使肺不受寒。

早卧晚起　必待日光

冬天寒冷且昼短夜长。按照中医“天人合一”的观点，人也要尽量顺应节气，每天晚上早一点休息，早上晚一点再起床，这样才有利于阳气的潜藏和肾精的休养，有利于人体的健康。相关研究表明，冬天早睡晚起可以避免外界的低温侵袭人体，从而避免引发与呼吸道有关的疾病和心脑血管疾病。

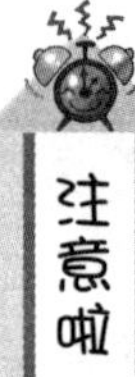

注意啦

这里并不是主张睡懒觉，而是让人们不要在天还没亮的时候就匆匆起床，尤其不要过早出门锻炼，太阳升起后再出门为宜。

去寒就温　无泄皮肤

寒邪伤人，就是一瞬间的事。一冷一热、忽冷忽热的刺激更容易伤害身体、诱发疾病。所以，让身体保持温暖就是在保护人体的阳气。

不要等到身体觉得冷了再加衣服，出门时一定要做好容易裸露部位的防寒措施，头颈结合部气血薄弱，最容易受寒受风，所以一定要戴个围巾。衣服尽量选择轻便保暖效果好的，但以感觉温暖为适宜，不要太紧太厚，特别要注意背部及足部的保暖，否则风寒之邪很容易通过背部和脚部的经脉侵入人体，损伤阳气。

适当运动　生阳强肺

《易经》中说“动则生阳”，在冬季阳光充足的午后，到户外运动运动，晒晒太阳，可以补充人体的阳气，起到强壮肾、肺功能的作用。

大家可以根据自己的年龄、身体情况来选择，比如健康的年轻人可以选择慢跑、健身操、滑雪、瑜伽等，每次运动至少30分钟；老年人可选择散步、快步走、太极拳等，运动时间不强求，以感觉不疲劳、身心舒适为宜。

当然，冬季运动时，有几点还需特别注意：

◎选择天气晴好、阳光充足的时候运动，避开大风、雪、雾霾天气。

◎运动时，衣服不宜穿得过少，也不能因为出了汗就脱了外套，这样很容易使寒邪入侵。

◎运动不宜太过激烈，大量出汗，因为汗液会带走体内大量的热量，破坏身体的冷热平衡，而且热汗遇到冷风还会造成感冒。

平心静气　精神调试

除此之外，还要注意精神的养藏，凡事平心静气，和自己的内心进行一下深入的交流，都是一种养藏。按照《黄帝内经》所言，冬三月应该尽量做到以静为主，以藏为辅，这样才可以顺应藏养的规律。

养肺知识小贴士

冬季按摩命门穴也可以温润肺脏。命门穴在腰部后正中线上，第2腰椎棘突下凹陷处，与肚脐处于同一水平线位置，用拇指按揉2~3分钟，以感觉酸胀为度，每天1~3次，有培元固本、补阳益阴的作用。

冬至保暖做到位，摆脱慢性肺病

俗话说“冬至大如年”，可见其重要，这一天“阴气极盛而衰”，随后气温会急剧下降，很多地区进入天寒地冻时期，此时特别要注意保暖，以预防因寒冷而诱发的慢性肺部疾病。

衣物保暖要适度

冬天的衣物既不能穿得过厚，像粽子似的，也不能太美丽“冻人”。建议冬装以宽松、保暖为宜，内衣、中层衣、外衣齐备，选择厚度不同、衣料不同的衣物搭配着穿，少穿高领毛衣、塑身衣、窄筒皮靴等。

做好重点部位的保暖

◎做好头部保暖，头部一旦受寒，容易引起感冒。最好戴一顶能够护住耳朵的帽子。围巾也是必不可少的，可以防止脖颈受寒。但是大多以羊毛、兔毛、混纺毛线织成，纤维极易脱落，又因容易吸附灰尘、细菌，使其随着呼吸进入体内，引发疾病，所以千万不要用围巾代替口罩。

◎背部的保暖：如果背部保暖不好，则风寒之邪通过背部经脉而侵入人体，损伤阳气，使阴阳平衡受到破坏，人体免疫功能下降引起旧病复发或病情加重。

◎腰腹部的保暖，尤其是肚脐，这是人体最容易受寒的部位，所以最好不要穿低腰裤。

◎足部的保暖。脚部一旦受寒，寒气会从脚向上进入身体，很容易引起感冒或腰腿痛等病症。

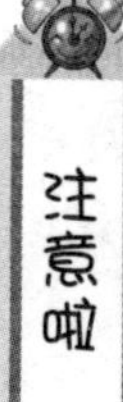

注意啦

冬至时室内外温差较大，一出一进很容易受凉，室内温度保持在18~20℃为宜，可以在室内放一盆水，增加一下室内湿度就更好了。室内要多通风换气，在天气晴朗的时候要及时开窗，以保证空气清新，氧气充足。

肺气虚寒，喝紫苏红糖姜汁可温肺散寒

在气温低、寒气重的冬天，最多见的就是肺气虚寒引起的各种不适，如头面或四肢浮肿、气短乏力、面色苍白、形寒畏冷、咳声无力、痰质清稀等。肺气虚寒是肺阳不足，虚寒内生的一种症候，根据中医“虚则补之”“寒则热之”的原则，治疗肺气虚寒证就需要用温肺法，可以在饮食中合理适量地加入一些温热性且具有补益肺肾功效的食物，如紫米、黑米、黑豆、羊肉、狗肉、鸡肉、红枣等，就可以起到温肺散寒的效果。

这里，推荐一款简单易做、效果又好的食疗方——紫苏红糖姜汁。

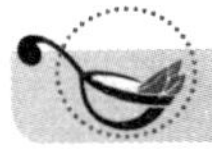

紫苏红糖姜汁

原料：紫苏叶5克，生姜3~5片，红糖适量。

做法：将紫苏叶、生姜、红糖一起放入砂锅中，熬煮15分钟，去渣取汁即可。如果嫌麻烦，也可以直接用开水冲泡，加盖闷5分钟即可，每天1次。

中医认为，紫苏叶味辛，性微温，归脾、肺二经，芳香升散，具有散寒解表、宣肺止咳、理气和中的作用，温肺的同时也可以温胃；生姜是辛热之物，能发汗解表；红糖能温中。三者共用，可以温肺散寒。如出现呼吸短促、少气懒言、音低等症，并有咳嗽、咳痰等症状就有可能就是肺气虚寒引起的，此时就可饮用紫苏红糖姜汁来调治。

养肺知识小贴士

如果肺阴不足，就不能用温肺法了，应该选择润肺法。有五心烦热、舌红少津、心烦气躁等症状，建议在不严重的情况下选择滋阴润肺的石斛、麦冬、玉竹等调理，北沙参搭配鸭肉，滋阴润肺效果也非常明显。

冬季护肺饮食：做好“三高四低”

冬季饮食对养肺也起到至关重要的作用，要多吃温性食物，多吃有益肺肾的食物，多喝水，保证肺和呼吸道润滑。当然，生冷、油炸类及寒性食物应少食，以免伤阳气或伤阴津，以防加重肺燥症状。

除此之外，慢性肺病患者在饮食上要特别注意，最好能坚持“三高四低”的饮食原则。

“三高”：即高蛋白质、高维生素、高纤维素。鱼肉、瘦肉、鸡蛋、牛奶等都含有丰富的优质蛋白质，能够提高自身体抗力，避免感冒、咳嗽对肺黏膜的伤害；蔬菜、水果、豆类、乳类、黑木耳等含维生素、纤维素较高。

“四低”：指饮食中要注意摄入低胆固醇、低脂肪、低糖、低盐的食物，以免损伤阴津，影响肺功能。

以下介绍几个食疗小药方。

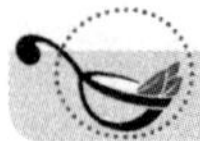

百合鸡

原料：母鸡1只，百合50克，生姜5片，盐、鸡精各适量。

做法：1.百合洗净，掰成片；母鸡去内脏，洗净。

2.锅中放水，加入姜片、母鸡，大火煮开后改小火煮1.5小时，加入百合继续煮半小时，加盐、鸡精调味即可。

功效：补气养血、温肺润肺，常吃有助于改善冬季肺虚症状。

海带山药排骨汤

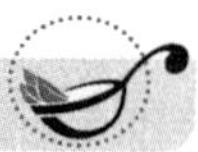

原料：山药300克，水发海带100克，猪排500克，枸杞子10粒，盐适量。

做法：1.海带洗净，切条，打成结；山药去皮、洗净，切块，放入盐水中浸泡；猪排切块，洗净，焯水，捞出，沥水。

2.猪排放入锅中，加入适量水，大火煮开，接着放入海带结，小火煲1小时。

3.放入山药、枸杞子，继续煲1小时，加盐调味即可。

功效：补肺益肾，适宜冬季调补食用。

运动能强肺，但方法要靠谱

适当地运动可以增大肺活量，增强心肺功能，有效抵御雾霾对肺的伤害，同时，运动时会出汗，汗液能将体内的毒素带走，使肺变得清爽起来，更有利于肺气的宣发和肃降。但是，不管是在雾霾天还是好天，运动都不能盲目，需要掌握一些技巧，学会一些科学的运动方法，这样才能让运动效果事半功倍。

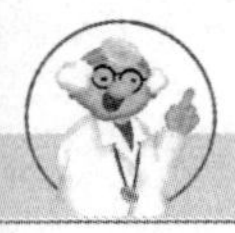

雾霾天，怎么运动健康又护肺

雾霾天气持续笼罩时，不仅给人们的生活带来了很多困扰，尤其是爱运动的人，在这样的天气里究竟该不该坚持运动呢？如果运动，应该怎么运动呢？

雾霾天不宜进行室外锻炼

雾霾天气会导致近地层紫外线的减弱，使空气中的传染性致病菌的活性增强，传染病增多。而运动时需要大量换气，这样更容易将空气中的有毒颗粒吸入体内，沉积到肺泡里，还有一些更小的微颗粒能透过肺泡进入血液里，并且，雾霾天气压低，空气中的氧含量减少，会导致人体血液流速减慢，这样一来，如果运动，伤害的就不仅仅是呼吸道和肺了，还会损害心脑血管系统。尤其是那些肺病、高血压、心脏病患者，病情很有可能会加重，甚至发生心绞痛、心力衰竭。

经常看到有些人戴着口罩坚持锻炼，这样好不好呢？戴口罩虽然可以减少人体对于有害物质的吸入，但同时也有碍呼吸，从运动的角度而言，呼吸不畅同样也是有害的。

也有很多人认为，雾霾天在公园里、树林里运动会好一点，其实，这种认识也是错误的。当PM2.5严重超标的时候，植物的吸附作用非常微弱，只有大风或者大雨才能够吹散或者冲刷空气里的雾霾颗粒，而公园里的植物是起不到这种作用的。所以，雾霾天不宜进行室外锻炼，空气污染较重时，小孩、老年人和身体素质较差的人群应留在室内，停止户外运动。

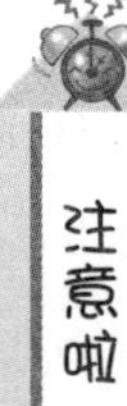

注意啦

雾霾天尤其不能进行剧烈运动，比如长跑、打篮球、踢足球等，因为运动越剧烈越需要大量换气，身体吸进的有害物质越多，很有可能引起咳嗽、咽喉肿痛等不适反应，严重时可能会出现呼吸困难、胸闷、心悸等症状。

简单易行的室内运动，养肺抗霾也不错

为了身体健康，雾霾天不能进行户外锻炼了，可有些做惯了运动的人一天不锻炼就不舒服，怎么办呢？其实只要把户外健身改为室内运动就可以了，在这里给大家介绍几种适合室内做的小运动，简单易行，养肺抗霾的效果也是不错的。

扩胸运动

肺脏位于胸部，经常做扩胸运动对提高心肺功能非常有好处，特别是在校学生和长期伏案工作的人，如编辑、作家、打字员、缝纫工等，肺部组织弹性容易降低，肺活量减小，心肺功能受损，甚至出现肺不张、支气管炎和心律不齐等疾病或头昏、目眩、恶心等症状。

所以，建议大家多做做扩胸运动，可以舒张心肺血管，提高心肺供血氧的能力，从而提高心肺功能。女性常做扩胸运动，还可以防止胸部下垂和丰胸，同时预防乳腺增生。

扩胸运动的方法比较多，可徒手扩胸，也可以借助哑铃、拉力器等器材来扩胸。这里介绍三种比较简单的扩胸方法，供大家参考。

具体方法

方法一：

1.两臂弯曲，置于胸前，双手握拳，保持与地面平行。

2.两臂用力向两侧拉伸，反复50次，扩胸时缓缓吸气，曲臂时缓缓呼气。

3.然后伸伸懒腰，并活动颈椎10次。

方法二：

1.将手臂抬高，两手平举成一水平线，双手握拳，拳面相抵，摆在胸前。

2.两拳不能分开，胸大肌试着用力，使手臂向上抬高至最大限度，手臂上抬时要吐气，放松时要吸气，反复50次。

方法三：

1.平躺在长凳上，小腿自然下垂使脚触地。

2.两手各拿1个5~8磅（1磅=0.454千克）重的哑铃，向身体两侧伸展手臂，使上臂与凳面平行。

3.慢慢向上举起哑铃，在项部将哑铃碰到一起。

4.缓缓沿原路线使手臂回到开始的位置，在手臂抬起和放下的过程中不要弯曲背部。每套动作重复15次，每次完成3套动作。

注意事项

从锻炼效果来说，有器械帮助的扩胸运动更好一些，健康的年轻人可以用这种方法，而建议女性和老人做徒手扩胸，更安全一些。

拍打操

身体在经过一晚上的睡眠以后，全身的肌肉筋骨都有待舒展。雾霾天出不去，就在家里拍打拍打身体，也能帮助疏通全身经脉，活动筋骨，起到锻炼心肺功能的作用。

具体方法

1.晨起后，双脚分开站立，与肩同宽，双眼目视前方，全身放松。

2.用左手手掌分别拍打头颈部两侧，从后颈逐渐向上拍打，一直拍打到前额部，再从前额部向后颈部拍打，如此反复5~8次。

3.用左手掌拍打右胸，吸气时由上至下拍，呼气时由下至上拍，反复100次；然后，用同样的方法拍打左胸。

4.用左手掌拍打右肩，腰向右转，同时用另一手的手背拍打腰骶部，反复拍打50次，然后反过来敲打左肩。

注意事项

拍打胸部的力量要适中，以感到舒适且胸内有震荡感为宜。

跳绳

跳绳是一项简单方便，容易参与的运动，只要有一定的空间，跳绳可以随时随地进行。从运动量来说，持续跳绳10分钟与慢跑30分钟或跳健身舞20分钟相当，跳绳是一项耗时少、耗能大的运动，并且可增加呼吸频率和呼吸量，加快血液循环，提高心肺功能。

具体方法

1.准备动作：双脚并拢，进行弹跳练习2~3分钟（弹跳高度为3~5厘米）。

2.手腕做弧形摆动，开始跳绳，手脚动作要配合、协调。初学者先跳10~20次，休息1分钟后，重复跳10~20次。非初学者可先跳30次，休息1分钟后，再跳30次，反复进行。

注意事项

1.跳绳之前要活动一下全身，尤其是肩膀、手腕及脚踝部位，以免扭伤。

2.跳绳的速度应由慢到快，循序渐进。

3.跳跃时膝盖不要垂直，而应微微弯曲。

养肺功

养肺功是一种专门强壮肺部功能、增强肺活量、调畅气机的保健运动，主要是借助双臂的力量及躬身弯腰对于上肢及肺部的扩张拉伸来通达肺气、疏通肺脉，对风邪伤肺及肺气虚损均有调理作用。

具体方法

1.俯卧，两腿自然伸直，两脚交叉，放松身心，调匀呼吸。

2.两手用力支撑地面，抬起身体，两脚尽量抬离地面，持续3~5秒后放下。

3.重复以上动作3~5次，可根据各人体力，反复做3~5遍。

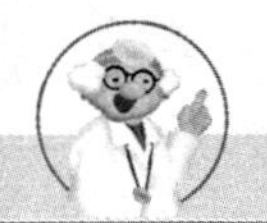

呼吸锻炼法：一呼一吸就养肺

中医认为，肺主气，司呼吸。通过调整呼吸，能达到调畅肺气的目的，最适宜老年人雾霾天在家锻炼。不过，呼吸锻炼法看似简单，但真正做好也不容易，下面介绍三种比较简单有效的呼吸法，每天抽出几分钟时间，坚持锻炼，对养护肺脏很有帮助。

六字诀之“呬”字功

六字诀是一种补养五脏的吐纳法，它是通过呬、呵、呼、嘘、吹、嘻六个字的不同发音口型，唇齿喉舌的用力不同，以牵动不同的脏腑经络气血的运行。其中，呬（si）主肺，练习呬字功可补肺气，特别是受风引起的鼻塞，可以一边读“呬”字一边呼吸来进行改善和治疗。

具体方法

1.自然站立，两脚分开，双膝微微弯曲，头正颈直，两臂自然垂于身体两侧，全身放松，自然呼吸，目视前下方。年老体弱或因病不能立者可改坐位。

2.呼气时，开唇叩齿，舌微顶下齿后，念“呬”字，同时两手手心向内，向小腹处靠拢，并缓缓向上抬起。

3.在双手上提的过程上，掌心逐渐转为向上，抬至胸部，两臂外旋，手心向外翻转，变成立掌。

4.然后，掌心向外，两臂向左右展臂，宽胸推掌，像鸟张开翅膀一样，呼气到此完毕。

5.两臂自然下落，垂于体侧，重复6次，调息。

注意事项

在发出“呬”声之时，要让气息从上下齿之间的缝隙中冲出，是摩擦音。

腹式呼吸法

每次呼吸时，肺内都有残余的废气没法排除，这些废气留在体内也是一种毒素。在雾霾天，经常做腹式呼吸能加强胸、膈呼吸肌的肌力和耐力，吐出那些停滞在肺底部的二氧化碳，有利于肺部的保养。另外，通过腹肌一张一弛地锻炼，还能疏通腹部的经络，调畅脏腑及全身气血的运行，达到养护脏腑的目的。

具体方法

1.仰卧于床上，身体放松，右手放在腹部肚脐位置，左手放在胸部。双眼微闭，思想集中，排除杂念。

2.舌尖抵住上腭，由鼻慢慢吸气。吸气时，胸部保持不动，腹部缓缓向外鼓出至最大限度，这个过程控制在5~6秒。

3.屏息1秒，然后用口将气徐徐呼出。呼气时，胸部保持不动，腹部慢慢回缩至最大限度，这个过程也控制在5~6秒。

4.每口气坚持10 ~ 15秒，循环往复，保持每一次呼吸的节奏一致，每次练习20~30分钟，以微热微汗为宜。熟练后可将手拿开，只是用意识关注呼吸过程即可。

注意事项

1. 腹式呼吸要做到深、长、匀、细。深，就是每次一呼一吸都要尽全力；长，时间要拉长，节奏要放慢；匀，呼吸要保持匀称；细，就是要细缓，不能粗猛。

2. 练习时注意用鼻吸气、用口呼气。呼吸过程中如有口津溢出，可徐徐下咽。

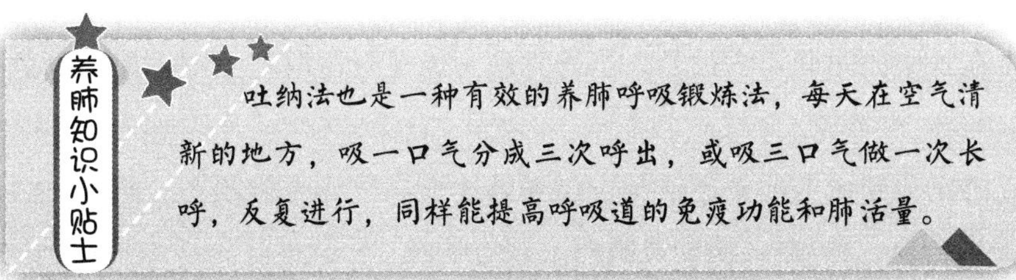

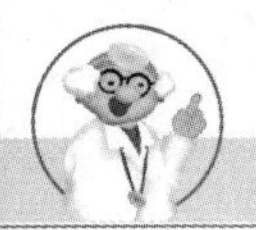

好天气，坚持有氧运动最护心肺

有氧运动可以提高机体的携氧能力，增强和改善心肺功能，提高机体抵抗力。所以，天气晴朗时，建议大家多到户外进行有氧运动，可以一边晒太阳，一边锻炼心肺功能，对养肺抗霾非常有利。

游泳：增大肺活量

游泳是一项全身运动，游泳时克服水的阻力需要动用较多的能量，因此，经常游泳能够使心肌、呼吸肌逐渐发达，收缩能力逐渐增强，肺活量增大，肺的血液循环更加流畅，从而提高人体的新陈代谢能力。

游泳主要有四种泳姿：自由泳、蛙泳、仰泳、蝶泳，其中蛙泳对呼吸系统的影响很大。游泳时要全身放松，姿势正确，以免肌肉损伤。

基本动作要领

1.身体平直，俯卧在水中，两臂保持一定的紧张度，自然向前伸直。

2.手臂先前伸，肩关节略内旋，两手掌心略转向斜下方，稍勾手腕，两手分开向斜下方压水。

3.两臂分成45° 角左右，手腕开始弯曲，这时两臂两手逐渐积极地向侧、下、后方屈臂划水。

4.将手臂向里、向上，收到头前下方，收手。这时臂与肘几乎同时做动作，划水速度略快些。

注意事项

1.在水中的时间不宜过长，当感觉疲劳或不舒服时应立即上岸，以免发生意外。

2.游完后要做一些整理活动，使身体逐渐恢复到平静状态。然后去浴池更衣室冲洗身体，可滴1~2滴消炎眼药水以防眼病。

慢跑：保持良好的心肺功能

慢跑属于中等强度的有氧运动，适合年轻、身体条件好、有一定锻炼基础的人，长期坚持慢跑有利于保持良好的心肺功能，防止肺功能衰退。

慢跑方法

1.慢跑前应减少一些衣物，做3～5分钟的热身运动，如做一些拉伸动作，活动一下脚、踝、膝关节等。

2.慢跑的正确姿势：精神放松，全身肌肉放松，双手微微握拳，上身稍向前倾，双臂自然前后摆动，两脚轻轻落地，一般应前脚掌先落地，并用前脚掌向后蹬地，以产生向上向前的反作用，使慢跑具有一定的节奏性。

3.慢跑时最好用鼻子呼吸或者鼻吸口呼的呼吸方法，并与跑步节奏协调一致，一般是二步一呼、二步一吸，也可三步一呼、三步一吸，以满足体内氧气要求。

4.慢跑结束前，应逐渐减慢速度或改为步行，使心率、血行和缓下来，切忌突然停下来或坐下休息，以避免出现头晕、眼花、恶心呕吐、肌痉挛等意外。

5.慢跑结束后应及时用干毛巾擦汗，穿好衣服，并做一些放松运动，以帮助身体恢复到平静状态。如要洗澡，可在休息15分钟之后进行。

注意事项

1.应根据自己的身体情况灵活掌握慢跑的速度和时间，要量力而行，开始时可先跑一段路程，再走一段路程，交替进行，待体力增加后，再坚持慢跑。

心率	控制在110~120次/分，以主观上不觉得难受、不喘粗气、不面红耳赤为宜
速度	匀速，以每分钟100～120米为宜
时间	每次15~20分钟，每周3~5次

2.慢跑时应选择空气新鲜、人流量较小的场地进行。

3.饭后不要立即慢跑，也不宜在慢跑后立即进食，喝一些白开水即可。

骑自行车：提高心肺功能

骑自行车是一种需要大量氧气的耐力性运动，不仅能使腿部肌肉关节得到充分的锻炼，保证气血畅通，还能够增强心肌收缩力，增加肺活量，促进血液循环和新陈代谢。经常骑车的人心肺储备能力大，心肺的输氧量更充足，心肺功能更加强健。此外，骑自行车还能对情绪产生积极影响，使人心情放松，情绪舒畅，对缓解精神压力，调畅肺气也很有帮助。

骑自行车的方法

1.首先将车座高度和车把弯度调好，臀部坐正，行车中保持身体稍前倾，两臂伸直，避免用力握把。

2.双腿和车的横梁平行或稍向内扣，用力均衡，膝、髋关节保持协调。

3.两脚的位置恰当，踩踏脚板用力均匀。

4.腹部收紧，身体不要左右摆动，注意把握骑行节奏。

注意事项

1.骑自行车场地应选择空气新鲜、地势平坦、视线好、车少、环境好的地方。

2.注意车架的长度、高度都要和自己的身材相匹配，否则会直接导致骑行姿势不正确，进而对腰背、腿部和上肢造成伤害。

3.骑车过程中切忌做鼓劲憋气、快速旋转、用力剧烈、深度低头或突然停车等动作，以免引起意外。

4.骑车过程中若出现心脏不适、气短、心率超过130次/分等情况，必须立即停止运动。

5.老年人身体协调能力、反应能力有所下降，出门骑车容易发生危险，建议老年朋友在健身房或者康复中心进行踩单车训练，同样可以起到锻炼心肺功能的作用。

健身操：心肺强健人有活力

近几年，广场舞、健身操风靡大街小巷，因为难度小，学习快，深受人们的喜爱。富有韵律感的动作，搭配明快的音乐，既能增强体质，又能愉悦心情，特别是对锻炼人的心肺功能大有好处。

健身操可强健心肺功能

健身操属于中等强度的有氧运动，一般运动时间比较长，经常锻炼可加强心脏功能，推迟心血管系统的老化，增强心肌收缩能力，提高心脏的用氧能力。

同时，还会使人的呼吸加深，次数减少，肺活量增加，有利于保持肺部的呼吸张力，提高肺部通气功能，保证呼吸畅通。

注意事项

1.饭后不宜立即跳操，否则很容易引起恶心、呕吐、腹痛等，所以最好于饭后半小时再去跳。

2.跳健身操时，一定要选择适当的服装，衣服要透气透汗；最好穿软底的防滑鞋，以免摔倒，拖鞋、硬底鞋都有可能损伤腿脚，也没有缓冲的作用，最好别穿。

3.跳操之前要先热身，活动一下关节、四肢，尤其是踝关节要重点活动，可以避免受伤。

4.练习时要循序渐进，不要为了急于求成而刻意延长练习时间，等身体适应了一个强度的练习以后，再逐渐增加运动量。

5.跳健身操会出汗，尤其夏季出汗更多，所以，在运动后要及时补充水分，并把湿透的衣服换下来，以免受风着凉。

6.根据自己的身体状况来选择适宜的项目，比如“三高”、心脏病等患者不适宜练习剧烈的健身操。

太极：改善肺功能

在公园里，经常看到有老年朋友在打太极拳，动作轻缓、柔和，一招一式看似轻松平常，其实内涵玄机。

练太极拳可改善肺功能

首先，练太极拳时，手、眼、腰、背、腿、脚都参与活动，能使全身肌肉放松，外周血管的阻力下降，充分改善微循环。

其次，太极拳讲究的是内外兼修，练拳过程中要配合“细、慢、深、长”的腹式呼吸法，也可以说，练太极拳其实就是在练气，有助于锻炼横膈肌，保持肺组织弹性，增加胸腔的容积以及呼吸的效率，这对改善肺功能大有好处，是老年性肺气肿及其他肺通气障碍的重要康复手段。

最后，练太极拳时，要思想集中，保持心平气和，坚持练习能够帮助人平复心绪，消除精神紧张、激动、焦虑等不良情绪的刺激，有利于肺气的调畅。

总之，常年坚持打太极拳会使肺部血流均匀，改善新陈代谢功能，是一种四季皆宜的养肺运动，尤其适宜老年人练习，大家可以找一些专业的书籍或光盘来学习一下。

练习方法及注意事项

1.练太极拳前要做好准备活动，如活动上肢、下肢、躯干、头、颈、手、足等关节，及拉长韧带等，避免运动损伤。

2.练太极拳的过程中要做到虚实变化适当，动作稳定、连贯，衔接自然，切记间断或停顿，要有行云流水之感。

3.练太极拳时，呼吸要与动作自然配合，初学者可采用自然呼吸，随着动作的熟练可采用腹式呼吸。

4.早起练拳必须排清二便；练拳后要步行几分钟，不要立即坐下或者躺下，也不宜立即进食。

步行：一步一步赶走肺病

步行是既简单又安全的养肺运动，看似只锻炼了腰和腿，其实促进了全身的协调和血液循环，尤其是快速走能够加大肺活量，有增强肺功能的作用。步行还可以改善人的精神状态，愉悦情志，舒畅心情，有利于肺气及全身气机的畅通。

步行方法

1.步行之前要全身放松，先适当地活动一下肢体、关节，调匀呼吸后再从容迈步。

2.步行时要有正确的姿势：抬头挺胸，两眼平视前方，肩部放松，腹部微收，腰部伸直，两臂、两腿自然摆动，协调一致。迈步时，要按先脚跟再脚掌然后脚趾的顺序着地，脚趾着地时要用力抓地。这样走有利于调动经络，使经络畅通，气血运行顺畅，达到更好的锻炼效果。

3.要根据自己的身体情况决定步行的速度，不宜强求，一般以身体发热、微微出汗为宜。开始每天步行30分钟即可，以后逐渐加大到1小时，可分早晚2次进行。

步行方式	速度	适宜人群
慢速步行	每分钟90～100步	年老体弱、高血压、冠心病、脑卒中后遗症患者
中速步行	每分钟110～115步	慢性支气管炎、肺气肿、肥胖、脂肪肝等患者
快速步行	每分钟120步以上	年轻、身体强健者

注意事项

1.步行锻炼宜选择适宜的环境，如空气新鲜、道路平整、花草植物多的公园里、林间小路或河边等。

2.步行运动时，衣着要宽松舒适、透气、吸汗，穿轻便的软底鞋，不要穿高跟鞋或皮鞋。

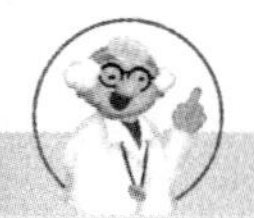

日常小动作，也是养肺好方法

养肺并不是一件很复杂很讲究的事，掌握一些日常养肺的小动作，就能随时随地养护自己的肺脏。

常梳头：调理脏腑，预防肺病

中医认为，头为“诸阳之会、精明之府”，人体的十二条经脉都在头部交汇，而且头部还有近50个穴位，人体五脏六腑的气血也都聚于头部。经常梳头，可有效刺激这些经络和穴位，起到疏经活络、调理脏腑的作用。

梳头方法

方法一：用手指梳头

1.双手五指微张，手指屈曲，以指端着力深触头皮。

2.吸气，从前额的发际向颈后的发根处梳，再从头部两侧由前至后梳理。

3.呼气，两手放松，向身体两侧用力甩一下。

4.按照以上方法反复梳头，每次梳2~3分钟，每天早、晚各梳1次。

方法二：用梳子梳头

1.全身放松，手持梳子与头皮成90° 角，梳齿深触头皮。

2.以头顶的百会穴为中心，顺着头发生长的方向梳刮，连梳6下。

3.换个角度继续梳，要围绕头部梳刮一圈，确保每块头皮都被按摩到。

4.重复以上动作，直到头皮微微发热、发麻为宜，每天早、晚各梳1次。

注意事项

1.梳头动作宜轻缓，力度均匀，一般以感觉胀热、舒适为度。

2.用手梳头时要注意清洁双手，修剪指甲，以免损伤头皮。

3.最好选择竹木、桃木或牛角类的梳子，梳齿宜疏密适中，不宜太尖、太密，以免划破皮肤或夹着头发。

摩揉鼻子：护肺通窍，预防感冒

鼻子是呼吸器官，是气体出入的门户，肺通过鼻腔与外界相通，鼻腔内有鼻毛和有黏腋，是防止致病微生物、灰尘、脏物等侵入肺的第一道防线。从中医角度讲，大肠经、胃经、小肠经等的循行路线都经过鼻，穴位比较集中。经常按摩鼻子，最直接的影响就是可以防止鼻黏膜的老化，能阻挡更多的废物进入肺部。另外，按摩鼻子还能促进经络的气血运行，改善鼻腔的血液循环，增强人体耐寒和抗病能力，有防治感冒、鼻炎、哮喘的作用。

摩鼻方法

方法一：摩全鼻

1.将双手食指指腹或一手的拇指和食指指腹放在鼻子两侧。

2.从内眼角的精明穴往下，依次搓擦鼻根、鼻梁、鼻翼至鼻旁的迎香穴，力度宜均匀、适中，反复搓擦100次。

方法二：刮鼻梁

1.左手食指微微勾起，用中间关节反复刮摩鼻梁，动作宜缓而有力，每次刮5~10分钟，早晚各1次。

2.将右手食指指腹放在鼻尖处，由鼻尖向鼻根，再由鼻根向鼻尖，上下来回搓揉鼻梁，每次5~10分钟。

方法三：按摩重点穴位

1.用双手食指指端按摩鼻翼两侧的迎香穴30次（位于鼻唇沟中，鼻翼外缘中点旁），每天1 ~ 2遍。

2.用双手中指指端点按上迎香穴（位于鼻唇沟上端尽头、软骨与硬骨连接处），稍用力，点按30次，每天1 ~ 2遍。

注意事项

1.鼻梁骨折、损伤者，不宜摩鼻。

2.揉搓时力度不要过大，以免损伤鼻部皮肤。

咽喉按摩操：清利咽喉通经络

咽喉和鼻子一样，是气息进出的通道，其上连鼻腔，下连气管，控制着气体的出入。另外，人体十二条经脉中有八条经过咽喉，任督二脉也走咽喉，所有的气血都要经过咽喉而上到头部，古人把狭窄而重要的关隘称之为“咽喉要道”，可见咽喉对人体有重要意义。经常按摩咽喉可以刺激此处的血液循环，疏通经络，清利咽喉，缓解咽喉肿痛、干渴、咳嗽、痰多等症状。

咽喉按摩操

1.用两手掌分别托住两侧面颊，拇指按下颌角，其余四指贴在面颊部，朝向耳朵，上下按摩20次，再旋转按摩20次。

2.一只手拇指与食指分开，虎口对准喉结，拇指按住一侧颈肌，其他4指按住另一侧颈肌，手指轻轻捏动20次，再做小旋转按摩20次。然后换手，重复前法。

3.用一手拇指和食指在喉结的两侧上下做小旋转式按摩20次，然后换手再做20次。

4.以拇指指腹按揉下颏骨（俗称下巴骨）下缘软组织，先从中间部位按揉20次，再往两侧移动，反复数遍，持续3~4分钟。

5.以拇指指腹按揉廉泉穴区（喉结正中往上两横指）20次，然后从廉泉穴往下颏骨下缘中间部位推按（手指不离开皮肤）。反复数遍，持续3~4分钟。

6.四指并拢，用指腹轻轻按揉颈前部肌群组织（从锁骨至下颏骨）20次，先按一侧再按另一侧，交替进行。

7.两手交替按摩对侧虎口各20次，做左右摇头、前后点头运动各10次，然后深呼吸10次结束。

注意事项

1.咽喉按摩操以揉、按、点为主，手法要柔和，力度以自觉有酸胀感为宜，避免粗暴，以防用力过猛而受伤。

2.按揉咽喉两侧时必须遵守先按一侧，再按另一侧的要领，尤其是脑血管病变和脑供血不足者，要严格遵守，以免发生以外。

叩齿咽津：固齿生津，滋养肺肾

在传统中医中，叩齿吞津是一项重要的养生术。中医认为，齿为骨之余，肾又主骨生髓，所以叩齿能起到激发和固护肾气，提高机体免疫力，强化生命功能。在叩齿的过程中，会产生大量的唾液，中医学有“肾液为唾”之说，有养肾益精的作用。

第二章中讲肺与其他四脏的关系时就讲过，肺为金，肾为水，二者是金生水、水润金，金水相生的母子关系，其中肺为母，肾为子。所以，叩齿咽津法能使肾气、肾精充足，间接滋养肺阴，推动和温煦肺气的宣肃。所以，叩齿咽津是补养肺肾的好方法，大家不妨一试。

叩齿咽津的方法

1.准备：全身放松，宁心静气，摒弃杂念，调匀呼吸。

2.叩齿：口唇微闭，先叩臼齿36次，次叩门齿36次，再叩犬齿各36次。叩齿过程中，上下牙齿互相叩击要轻重交替，节奏一致。

3.搅舌：叩齿后，用舌贴着上下牙床、牙龈、牙面来回搅动，用力要柔和自然，先上后下，先内后外，搅动36次。搅舌时，口中津液会渐渐增多，不要咽下，要继续搅动。

4.咽津：即咽下唾液。先以舌抵住上腭部，唾液聚集后，鼓腮用唾液含漱口腔数次，速度不宜太快，用力要适当均匀，缓慢而周到。待唾液满口时分三次徐徐咽下。以上为完整的一次“叩齿咽津”，每天早、中、晚各做1次，多做更佳。

注意事项

1.青少年牙齿尚未发育完全，不宜做叩齿动作。

2.牙齿松动或牙病患者叩齿力度不宜过大，以防止牙齿进一步损伤。

3.咽津前，如果口中唾液分泌过多影响其他动作进行，可将唾液部分咽下，不可吐掉。

4.患口腔疾病时可暂停数日，待病愈后再继续进行。

做做手指操：调动经气，调理脏腑

手指操，顾名思义就是在手部进行的保健操，方便、简单、易行，尤其适合老年人、糖尿病患者和心脑血管病患者。从中医观点来看，手部有6条经脉循行，有许多与健康密切相关的穴位，与全身各脏腑、组织、器官联系密切，可以反映全身五脏六腑的健康状况。经常做做手指操，做做手部按摩，可以有效促进手部的血液循环、疏通经络、加速新陈代谢的速率，起到强化内脏器官和大脑功能的作用。

手指操方法

1.双手手掌相对合起，开始快速搓动，每次搓动，可让手指指尖从另一只手的手掌下端一直搓到中指第二关节处，然后回头。每一个来回计1次，共搓36次。

2.双手五指尽量分开，指尖逐个相对，指尖相合，手掌分开，然后用力开始撑顶，一共做36次。

3.左手手掌摊平，右手握拳，将左手中指对准右手拳头上的后溪穴（微握拳，第5指掌关节后尺侧的近端掌横纹头赤白肉际处），中指与穴位之间保持5~10厘米的距离。然后改换为左手握拳，右手摊掌。交换做36次。

4.用左手拇指和食指捏右手合谷穴（拇指、食指合拢，肌肉的最高处），用力按捏，然后换手，共做36次。

5.将五指尽量分开伸直，然后慢慢将拇指弯下，尽量伸向小指。过程中要注意，其余四指不能弯曲，一共做36次。

6.用一只手的食指和拇指揉捏另一手手指，从拇指开始，可以旋转按压、搓擦按摩，每指各做10秒钟，连续做15~20次左右，两手交替进行。

7.手保健操全部做完后，甩甩双手，活动一下手腕，让手部放松即可。

注意事项

用力要适中，不能用力过大，以免手指受伤。

捶胸顿足：调畅肺气，滋补肺阴

大家可能都有过这种感受，就是在郁闷、忧愁的时候，气就堵在胸口，上不去下不来的，这时用手敲打敲打就能舒服点儿。这个堵着的地方就是膻中穴，膻中穴是心包经的募穴，位于前正中线上，两乳头连线的中点处。《黄帝内经》中说“膻中者，为气之海，喜乐出焉”。所以，捶胸其实就是在击打膻中穴，让郁积的邪气散开，心情变好了，肺气通畅了，宣发肃降的疏泄功能就会得到改善。

而人的脚与十二经络都联系，为机体的气血运行形成了一个完整的循环网络。特别是足底的涌泉穴是肾经的井穴。“涌泉”即泉之涌也，肾经之气就是从此处涌出灌溉全身各处的。根据中医五行理论，肾属水，肺属金，水润金，肺阴只有在肾水的滋养下才能润泽，因此，经常顿足就可以锻炼全身经络气血，打开涌泉穴，使肾水上行以滋补肺阴。

捶胸顿足的方法

1.双手握空拳，用双拳的拳心捶打胸口，左右有规律地交替进行，也可以十指相交，手掌合起来，然后用双手的掌根撞击胸口，每次3~5分钟。

2.放松脚掌，用脚底涌泉穴的部位拍打地面，力度以腿部有震感为宜，可左右脚交替进行，每次15~20分钟。此法可单独进行，也可与捶胸法同时进行。

注意事项

1.不论用哪种方法捶胸，力度一定要适中，以感觉舒适且胸内有震荡感为宜。

2.顿足之前可先活动下脚踝，以免扭伤。

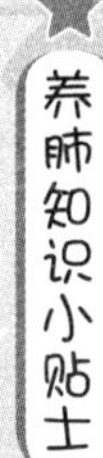

除了按摩外，也可以用热水泡脚的方法来进行足部保健，尤其是对慢性呼吸系统疾病患者来说，每天坚持用热水泡脚20分钟，泡至微微出汗，可减少发病次数，有效缓解发病症状。

常捶背，振奋阳气，健肺养肺

捶背是一种很有益的保健方法，特别是对体弱多病的中老年人，经常捶背可以防治多种慢性疾病，对养护肺脏也很有好处。这是因为，在人体的背部有主一身阳气的督脉和贯穿全身的足太阳膀胱经，穴位众多，捶背可以刺激这些经穴，能通经活络，促进气血运行，振奋阳气，同时可舒畅胸中浊气，健肺养肺。另外，背部有丰富的脊神经，负责支配人体运动、心血管和内脏的功能，捶背可以刺激背部皮下组织，再通过神经系统和经络传导，促进局部乃至全身的血液循环，增强人体免疫能力和抗病能力。

捶背方法

方法一：自己捶打

1.坐立皆可，腰背自然挺直，双目微闭。

2.两手握成空拳，从下向上反捶脊背中央及两侧，再从上到下捶打，各捶3～4遍，每日1~2次。

方法二：他人捶打

1.接受者可坐、站或卧，捶者手握空心拳。

2.以腕发力，反复捶打接受者后背，从上至下，再从下至上，先捶中间，再捶两侧，刚柔快慢适中，动作要协调，以能使身体震动而不感到疼痛为宜，捶打速度以每分钟60~100次为宜，每次15~30分钟。

注意事项

1.应握空心拳，不要把力量用在握拳上。

2.重点捶打上背部，因为肺在背部的反射区位于上部，且肺俞穴在第三胸椎棘突下、旁开1.5寸，多刺激可以宣发肺热，防治肺脏疾病。

3.如果接受者精神紧张、情绪激动，捶打手法宜轻缓，可抑制肌肉和神经紧张。如果接受者精神不振、倦怠乏力、工作效率低，宜用强而快的手法，可排出浊气，振奋精神。

4.患有严重心脏病、脊椎病变、晚期肿瘤的患者，不宜捶背。

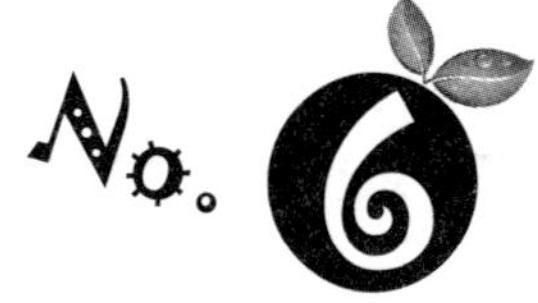

精准取穴，捏捏揉揉也能养肺

经穴按摩是中医常用的外治法，经络上分布的穴位看似与身体其他各处并无差异，但却内藏乾坤，有着神奇的养生防病功效。因此，我们可以选取一些对养护肺脏有益的穴位，通过一些简单的按摩方法和技巧，来达到补肺养肺、对抗雾霾的目的。每天抽出几分钟时间，捏捏揉揉，既方便又省时省钱，效果还好，下面就一起来了解一下吧。

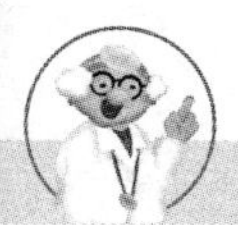

肺经：增强肺功能

肺经，全称是手太阴肺经，是人体十二正经循行之首，与手阳明大肠经相表里。肺经起始于胃部，并与肝经、大肠经紧密相连。《黄帝内经》中有“肺朝百脉”之说，就是说全身各部的血脉都直接或间接地汇聚于肺，然后敷布全身。所以，各脏腑的盛衰情况必然在肺经上有所反映。

如果肺经不畅通，肺的功能就会弱化，而当肺的正常功能失去平衡时就会出现咳嗽、气喘、胸闷等呼吸方面的疾病以及各种皮肤病。所以，我们要格外爱护肺经，学会养护肺经。

肺经的循行路线及主治

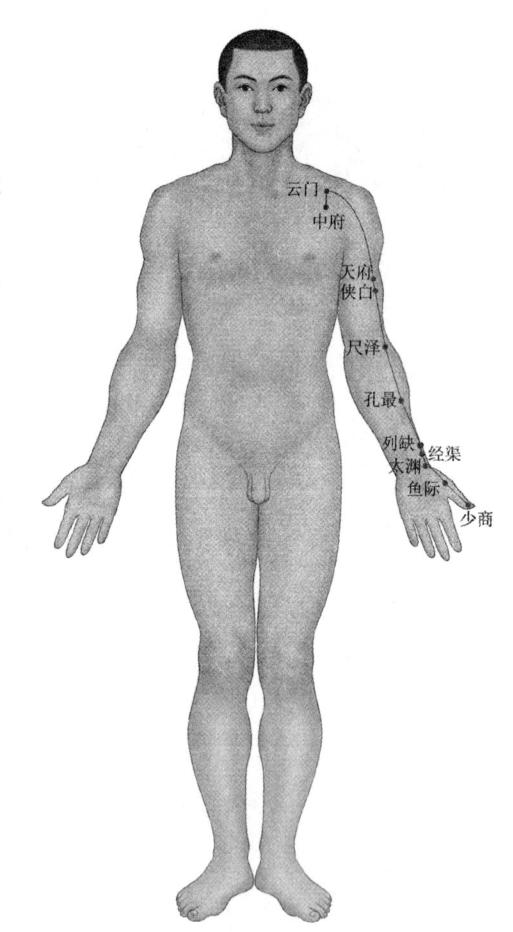

肺经有一条主干、一条分支，主干分布于胸、手臂内侧、拇指桡侧。它从胃部开始，向下连通大肠，然后从大肠返回沿着胃的上口贯穿膈肌，入属肺脏；再从肺系（气管、喉咙）横行出胸壁外上方，走向腋下，沿着上臂前外侧向下循行至肘中，再沿前臂内侧桡骨边缘进入寸口，上向大鱼际部，沿边际，最后出拇指桡侧端。

肺经的分支是从腕后（列缺）分出，向下，沿着食指内侧直行，从食指端出，与手阳明经脉交接。

肺经有左右两条，每侧11穴，共22穴，2个穴在胸上部，9个穴分布在上肢及掌面桡侧。首穴是中府穴，末穴是少商穴。因为肺经和肺、大肠、喉咙、皮肤等器官都有非常密切的联系，所以，当这些器官出现问题时，都可以通过疏通肺经来调治。

推肺经的方法

敲打肺经的最佳时间

中医经络理论认为，早上3~5点是肺经经气最旺的时候，这时候敲打肺经最好，但这时候正是睡觉的时间，不方便敲打肺经。所以，建议大家把时间改在早晨5~7点或上午9~11点。

◎早晨5~7点：这个时间段是大肠经当令的时间，此时气血流注大肠经。我们知道，肺与大肠相表里，敲打大肠经也能起到疏通肺经的作用。所以，在这个时间段，我们可以肺经、大肠经一起敲打。

◎9~11点：这个时间段是脾经当令的时间，脾经气血最活跃，根据中医五行中“培土生金”的理论，在脾经旺时来敲打肺经，也能取得同样的效果。

敲打肺经方法

方法：左手自然下垂，手心向前，用右手握空拳，自左肩窝开始敲打，沿着手臂偏外侧，一直敲打到拇指指端；再从食指外侧沿着手臂偏内的路线一直向上，敲打到三角肌的位置。然后用同样的方法敲打另一侧的肺经、大肠经。

在敲打的过程中，有两点需要特别注意：

1. 肺经平时敲打稍有酸痛感，如果觉得酸痛难忍，那就是身体要出问题了，建议反复多敲几次。

2. 肺经最容易堵塞的部位是肩窝、肘部和掌跟，所以，敲打到这三个位置时要稍用点力，重点敲打。

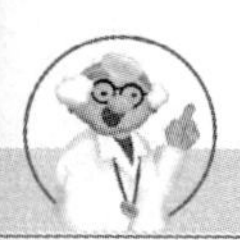

中府穴：宣通肺气，止咳平喘的要穴

中府穴是肺经的首穴，也是肺经的募穴，什么是募穴呢？“募”，有聚集、汇合之意，募穴就是脏腑之气汇聚于胸腹部的腧穴，可治疗相关的脏腑病证。所以，中府穴就是肺气汇聚之处，按摩这个穴位具有肃降肺气、止咳平喘的功效，尤其是哮喘患者，经常按摩这个穴位，能促进气血流通，对缓解喘息症状大有帮助。

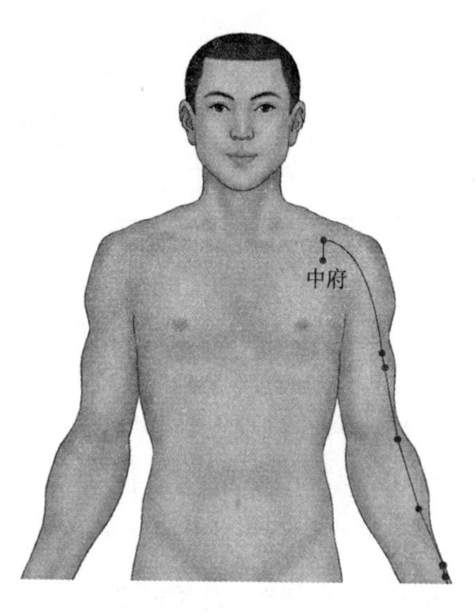

另外，中府穴还是肺经和脾经的交会穴，所以，脾经的气血也会聚集于此。因此，按摩这个穴位也能起到健脾补气、和胃利水的作用。

定位取穴

中府穴位于胸前壁的外上方，云门穴下1寸，前正中线旁开6寸，平第1肋间隙处。取穴时，两手叉腰立正，锁骨外侧端下方会出现一个凹陷，凹陷的中心是云门穴，从该处再向下1横指处即是本穴。

按摩方法

用拇指或食指指腹按住一侧中府穴，稍用力，每次按揉3~5分钟，力度以穴位处有酸痛感为度。然后用同样的方法按摩另一侧中府穴，每天2~3次。

养肺知识小贴士

老年支气管病患者，可将中府穴和云门穴搭配按摩，以拇指分别按摩中府穴、云门穴各10分钟，然后再由中府穴向上直推至云门穴10分钟，每日3次，有宣发、疏调气机的作用，可消除胸部憋闷、咳喘。若按摩直推时有痛感，表明此处肺气郁闭较严重，一旦痛感减轻，则咳喘症状会大大缓解。

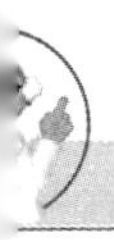

云门穴：疏通肺经，清肺理肺

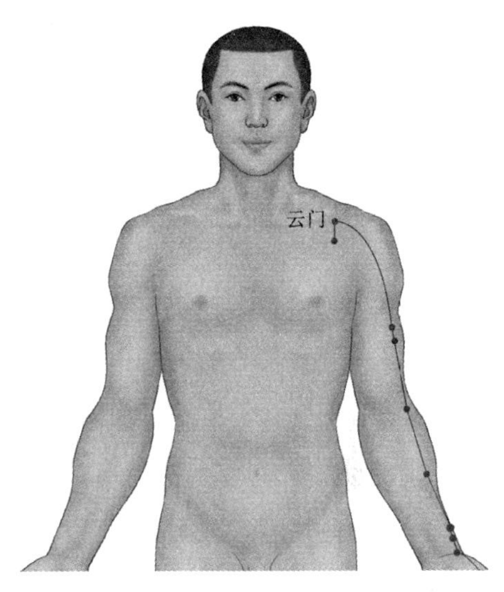

云门穴，“云”即云雾，在此指呼吸之气；“门”即门户，此穴在胸廓上端，在肺经上所处的位置最高，就好像呼吸之气出入的门户，故名云门。云门穴的主要作用是传输肺经的气血物质，肺经的气血从云门穴而出，宣发敷布于全身各部，润泽皮毛。

现在很多上班族长时间坐着不动，很容易影响气的运行，大量的气集聚在胸腹部，导致胸闷、气短、胸中烦热、脾气大等问题，这时按摩云门穴，就可以排除胸中浊气，有效改善这些症状。

定位取穴

云门穴位于前胸外上方，当锁骨外端下缘，距胸正中线6寸处。取穴时，正坐，双手叉腰，在锁骨外端下缘出现一个三角形的凹陷，其中心即是此穴。

按摩方法

用拇指、食指或中指指腹按住一侧的云门穴，点揉2~3分钟，力度以酸麻胀感为宜，然后用同样的方法按摩另一侧云门穴，每天2~3次。

养肺知识小贴士

想要丰胸的女性，不妨试试按摩云门穴和中府穴，因为这两个穴位掌管的是肺部气血，而乳房部位刚好有两片肺叶，所以按摩这两个穴位，可以使肺部气血畅通，进而刺激乳房继续发育。

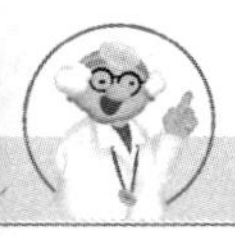

尺泽穴：清宣肺气，泻火降逆

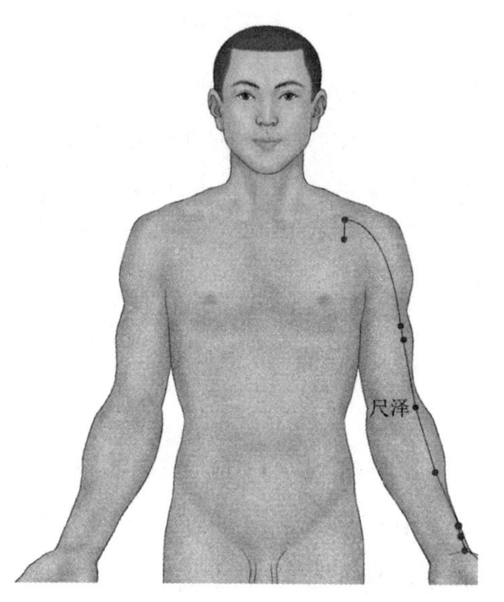

尺泽穴是肺经的合穴，五行属水。“尺”即尺肤，指前臂部；“泽”即沼泽，为水聚处，此穴在肘部，脉气汇聚于此，故名尺泽。那什么是合穴呢？所谓的“合穴”就是指全身经脉流注会合的穴位，位于肘膝关节附近，经脉之气从四肢末端流注汇集至此，最为盛大，就好像水流合入大海一样，然后经气由此深入，进而会合于脏腑的部位，所以，合穴能治疗脏腑的疾病。作为肺经的合穴，凡是肺脏方面的问题都可以找尺泽穴来治。

定位取穴

尺泽穴位于肘横纹中，肱二头肌腱桡侧凹陷处。取穴时，将手臂上举，手心朝上，肘关节微屈，在肘窝横纹中央会摸到一根大筋（肱二头肌腱），筋的外侧凹陷处即是此穴。

按摩方法

方法一：左臂微屈肘，用右手拇指指腹按压左臂上的尺泽穴，稍用力，以穴位处有酸痛感为佳，每次按压2～3分钟。然后用同样的方法按压右臂上的尺泽穴。

方法二：微屈肘，用拇指和食指捏起穴位处的皮肤，揉捻36次，直至穴位处有放射性酸胀感时为佳。然后用同样的手法揉捻另一侧的尺泽穴。

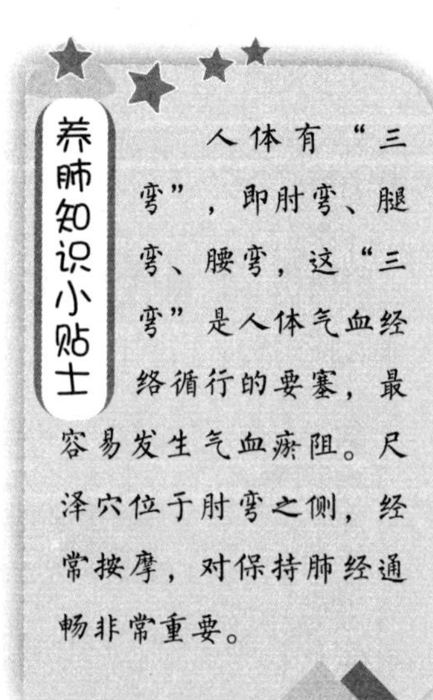

养肺知识小贴士

人体有“三弯”，即肘弯、腿弯、腰弯，这“三弯”是人体气血经络循行的要塞，最容易发生气血瘀阻。尺泽穴位于肘弯之侧，经常按摩，对保持肺经通畅非常重要。

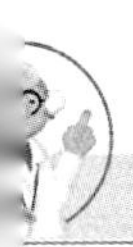

列缺穴：宣肺解表，治疗伤风外感病的要穴

列缺穴是肺经的络穴。络，就是“联络”的意思。列缺穴属于肺，联络于大肠，同时又与任脉相通，是八脉交会穴之一。肺经的经水就是从此穴分流于任脉、大肠经，因它的位置又是处在肱桡肌腱与拇长展肌腱之间，好像一个裂隙处，故名列缺。

列缺穴可以通行表里阴阳之气，邪气在表时可借宣散肺气之功祛风解表，邪气入里时又可借表经之道引邪外出，因此，按摩列缺穴可以达到疏风解表、宣肺理气、止咳平喘的功效，是治疗伤风外感病的要穴。在感觉伤风不适时，及时按一按列缺穴就能有效缓解症状。

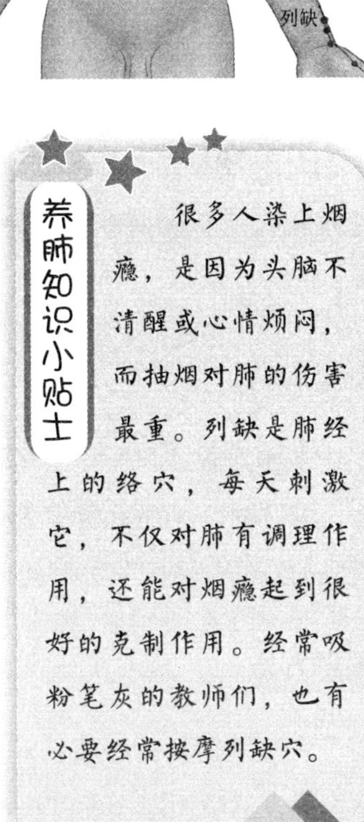

定位取穴

列缺穴位于前臂桡侧缘，桡骨茎突上方，腕横纹上1.5寸，当肱桡肌与拇长伸肌腱之间。取穴时，两手虎口张开，垂直交叉，一手食指自然地搭在另一手的手腕上突起的骨头处，食指尖所指的凹陷处即是此穴。

按摩方法

一手轻握拳，拳心向上，用另一手拇指指端按住列缺穴，做横向推搓揉动，使肌肉、筋腱来回移动，力度适中，以有酸胀感为佳，每次3~5分钟。然后用同样的方法按摩另一侧列缺穴。

养肺知识小贴士

很多人染上烟瘾，是因为头脑不清醒或心情烦闷，而抽烟对肺的伤害最重。列缺是肺经上的络穴，每天刺激它，不仅对肺有调理作用，还能对烟瘾起到很好的克制作用。经常吸粉笔灰的教师们，也有必要经常按摩列缺穴。

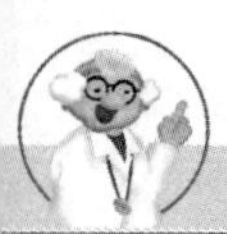

太渊穴：补肺气，治肺虚，利心脏

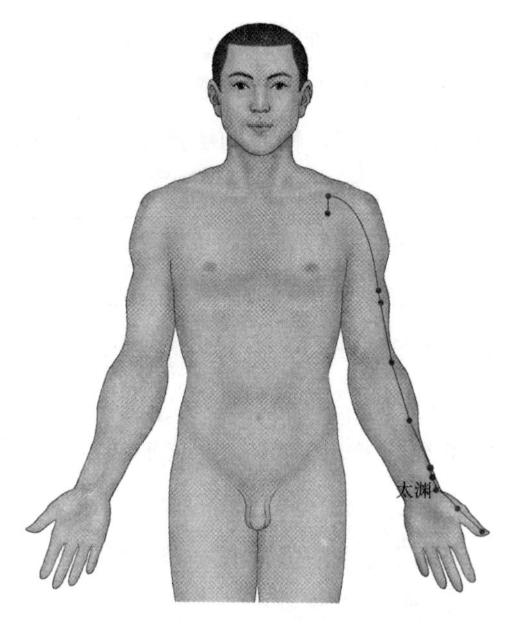

太渊穴在人体穴位中占有非常重要的地位，一是因为它是肺经的原穴，什么是原穴呢？所谓的原穴就是指人体的脏腑原气输注、经过、留止的穴位，通常位于腕、踝关节附近，通俗来讲，原穴就是直接管理脏腑的，凡是脏腑有病都可以取相应的原穴来治。

太渊作为肺经的原穴，是肺中元气聚集最多的地方，也就是说，肺气都是从此穴源源不断地流出抵达全身各处的，是肺经维持其正常生理功能的动力。因此，按摩此穴既可补肺气之亏损，又可滋肺阴之亏耗，对于肺脏或肺经的虚损性疾病都具有良好的疗效。

太渊穴还是“八会穴”之脉会，也就是脏腑脉气会聚的地方，有调气血、通血脉、助心脉搏动的作用，对心脉瘀阻的心痛心悸、无脉症等有一定的疗效。

定位取穴

太渊穴位于掌后腕横纹桡侧端，当桡侧腕屈肌腱与拇长伸肌腱之间凹陷处。取穴时，正坐，伸臂仰掌，在手腕第一横纹上，拇指根侧部，用手摸有脉搏跳动处的桡侧凹陷处即是此穴，也就是中医医生切脉时寸脉所在的地方。

按摩方法

用左手拇指指腹按住右侧太渊穴，稍用力按揉2~3分钟，以局部产生酸胀感为度，然后用同样的方法按揉左侧太渊穴。

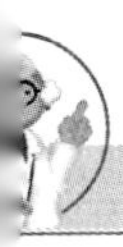

少商穴：专治咽喉肿痛的特效穴

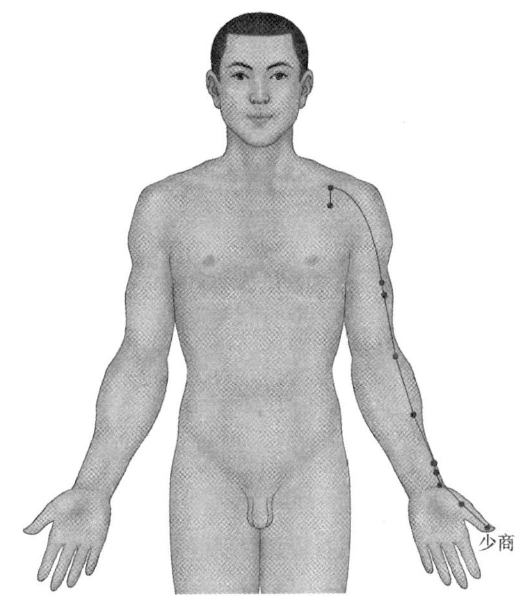

少商是肺经上的最后一个穴位，在拇指上，是肺经的经气传入大肠经的起始处。“少”即小，“商”为金声，代表肺，此穴为肺经井穴，脉气初发，故名少商。“井”为地下出泉，形容脉气浅小。《灵枢·九针十二原篇》中说“所出为井”，意思是说，井穴是水的源头，为经气所出之处，均位于手指或足趾的末端处。

作为肺经的井穴，少商穴五行属木，其疏通、条达、开泄之作用较强，善于清肺泻火，祛除外邪，且有很强的宣泄郁热的作用，因此，凡是肺系实热证（热病、昏迷）、癫狂等都可以用少商穴来调治。

定位取穴

少商穴在拇指末节桡侧，指甲根角侧上方0.1寸。取穴时，将拇指指角的两条线，就是沿着指甲壳边缘的横向和竖向向外延长，两条线的连接点就是少商穴。

按摩方法

方法一：将拇指伸出，用一只手的食指和中指轻轻握住此拇指，另一手拇指弯曲，用指甲的甲缘垂直掐少商穴，以有刺痛感为度，每次2～3分钟。然后用同样的方法掐掐另一侧少商穴。

方法二：找一根棉棒或者将牙签倒过来（只要是圆钝头的东西都可以），刺激少商穴，反复30~50次，左右手交替刺激。

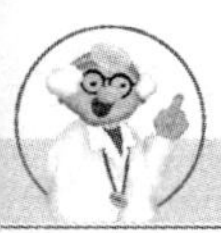

鱼际穴：清肺热、利咽喉的首要穴位

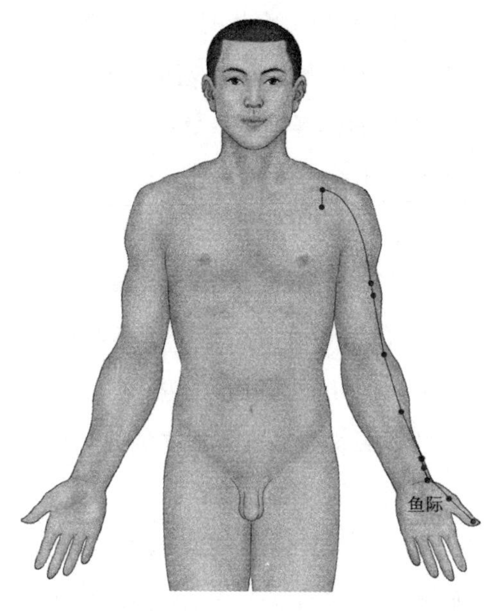

鱼际穴位于手掌拇指后内侧，由于此处肌肉明显突起，形如鱼腹，又处于赤白肉际（是指四肢的内、外侧赤肉与白肉交界处）相会之处，因而得名。

鱼际穴是肺经的荥穴，五行属火。“荥”有泉水已成小流的意思，是指经脉之气到这里逐渐变大了，就像泉水已经形成小的水流一样。荥穴多分布在指（趾）、掌（跖）关节附近，《难经·六十八难》中说：“荥主身热。”意思是说荥穴主要用于发热的病症，可以说是热证、上火的克星。而鱼际穴是肺经的荥穴，具有清肺热的功效，凡外感风热、燥热伤肺，或阴虚内热、热伤肺络等所导致的病证，都可以取鱼际穴来治疗。

定位取穴

鱼际穴位于第1掌骨中点桡侧，赤白肉际处。取穴时，一手掌心朝上，用另一只手轻握着手背，拇指弯曲，用指甲尖垂直下按第一掌骨侧中点的赤白肉际处，即是此穴。

按摩方法

按摩时，可以用另一只手的拇指按住鱼际穴，稍用力上下推动，会有痛感及强烈的酸胀感，也可以用双手鱼际穴互相敲击，至掌侧发热即可。每次按摩5~10分钟，每天1~2次。

久病体虚及容易感冒的人可适当增加按摩次数，能增强肺功能，提高抵御外邪的能力。

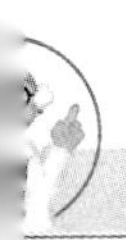

孔最穴：清泻肺热，凉血止血

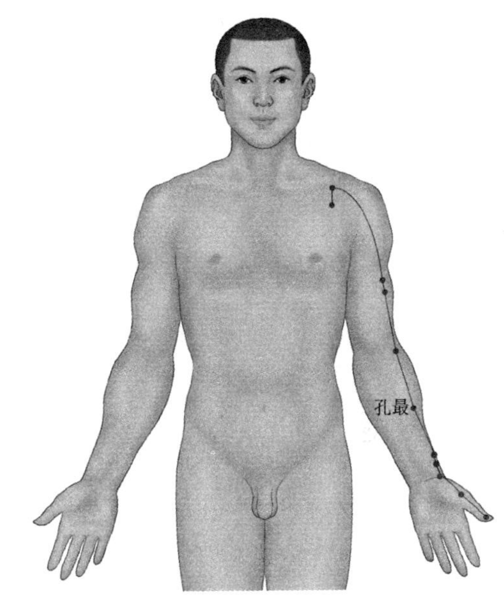

孔最穴，“孔”即孔隙，“最”是多的意思，此穴是肺经脉气所发，肺经经气深聚之处，是肺经的郄穴，郄同隙，有孔隙、空隙的意思。郄穴是各经经气深藏的部位，是脏腑经络之气曲折汇聚的孔隙，多在四肢肘膝下筋骨间隙中，一般用来治疗急性病。

所以，孔最穴作为肺经的郄穴，宣畅肺气作用较强，又善治血分病，通常用来治疗肺经循行部位及肺脏的急重症和相关的血证，比如发生鼻出血、咯血等，及时按摩孔最穴能起到很好的缓解作用。

定位取穴

孔最穴在前臂掌面桡侧，当尺泽与太渊连线上，腕横纹上7寸。取穴时，手臂前伸，掌心向上，在尺泽穴与太渊穴连线的中点向上1寸处即是此穴。

按摩方法

方法一：按摩时，掌心向上，前臂自然放松平举，另一手握空拳，以小指掌指关节轻敲孔最穴，力度以有酸痛感但能够忍受为度。每次3~5分钟，每日1~2次。然后用同样的方法敲另一侧孔最穴。

方法二：一手手臂前伸，掌心向上，用另一手的拇指或中指指腹点揉孔最穴，稍用力，以有酸痛感为度，每次1~3分钟，揉至局部皮肤微红最佳。

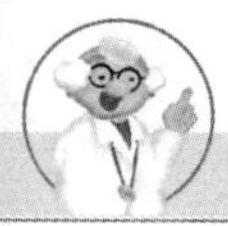

膻中穴：调益肺气，增强心肺功能

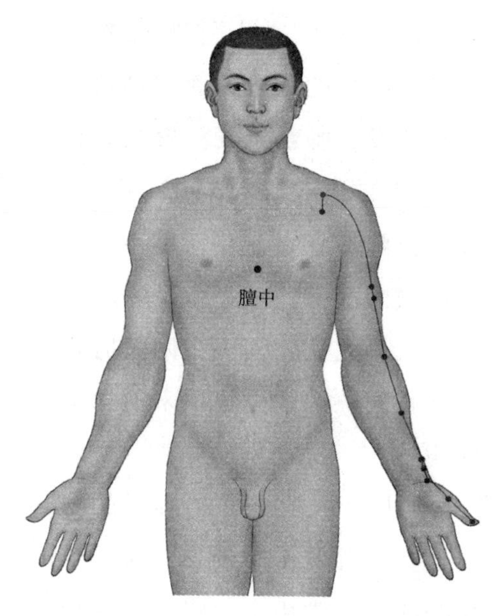

膻中穴是任脉上的重要穴位，《黄帝内经》中说："膻中者，为气之海。"膻中穴又是"八汇穴"的气汇，所以全身气的不舒畅，不管是呼吸之气，还是一身之气，包括有时生气，都可以通过刺激膻中穴来改善。另外，膻中穴还是心包的募穴，是心包经气血的重要输送之地。因此，按摩膻中穴不仅可以调益肺气，补肺虚，还可以增强心肺功能，提高机体免疫力，起到抵御外邪的作用。

定位取穴

膻中穴在前正中线上，平第四肋间隙。取穴时，可采用正坐或仰卧的姿势，在两乳头连线的中点处即是此穴。

按摩方法

方法一：用拇指指腹或手掌大鱼际部先顺时针按揉膻中穴20次，然后再逆时针按揉20次，反复10次。

方法二：把右手中指的螺纹面放在膻中穴上，然后用手腕发力，缓缓地在穴位上进行点按，力度要由小到大。每次1~3分钟。

方法三：用拇指或手掌大鱼际部在膻中穴上下搓擦，每次1~3分钟。

方法四：两手握空拳，轻扣膻中穴，两手交替进行，每次1~3分钟。

以上四种方法，大家可以自由选择，但不论选择哪种方法，力度一定要适中，不可过重。

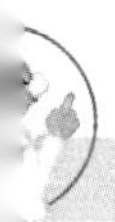

肺俞穴：宣发肺热，治疗肺脏疾病的要穴

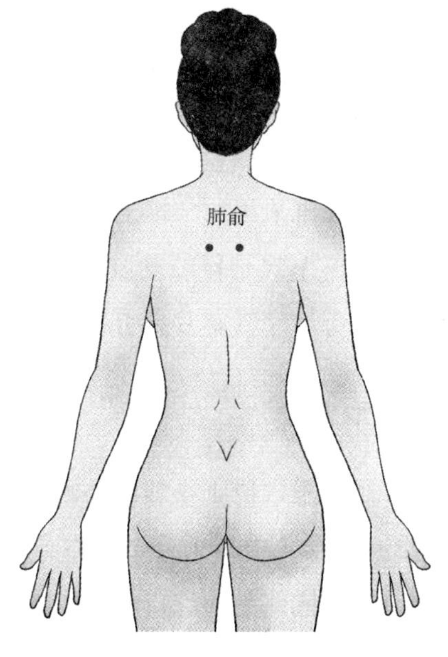

肺俞穴是肺的背俞穴，“俞”同输，因其内应肺脏，是肺气转输、输注之处，为治疗肺脏疾病的重要腧穴，故名肺俞。那俞穴有什么作用呢？《素问·长刺节论》中说“迫脏刺背，背俞也”，意思是说，背俞穴可以治疗相应脏腑的病证。而当脏腑发生病变时，常在其相应的俞穴出现异常表现，如压痛、敏感点、硬结等，因此，按摩肺俞穴，不仅可以治疗肺脏疾患，还可以用于查找肺部疾病的反应点。

定位取穴

肺俞穴在背部，在第三胸椎棘突下，旁开1.5寸。取穴时，正坐低头，用手可摸到颈后最突出的一块骨头，就是第7颈椎，再向下数3个椎体即是第三胸椎棘突，在其下方向脊柱旁开1.5寸（约两横指），便是肺俞穴，左右各有一穴。

按摩方法

按摩时，手臂从肩上伸向背部的肺俞穴，找准穴位后，以中指的螺纹面为着力点，中指伸直，手腕发力，以垂直的方向缓慢点按30下，然后将手指停留在肺俞穴皮肤表面，用力向下按压，手指不抬起，持续30秒，之后松开。再重复3次这个工程。然后用同样的方法按揉另一侧肺俞穴，每天2~3次。

养肺知识小贴士

根据中医“冬病夏治”的理论，夏季对肺俞穴进行直接艾灸或药物敷贴，可增强机体免疫力，防治或减缓哮喘、支气管炎等冬季高发呼吸系统疾病的发生。艾灸时，可请家人帮忙，将点燃的艾条对准肺俞穴，在距离皮肤大约3厘米处施灸，隔天灸1次，每次灸5~15分钟。如果是穴位贴敷的话，则需要到医院请专业医师操作。

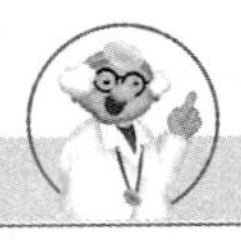

足三里穴：培土生金，健脾益肺

足三里穴是足阳明胃经的合穴，凡是肚腹脾胃方面的问题都可以找足三里来治。那为什么对肺脏也有好处呢？中医有“虚则补其母”的原则，脾胃和肺是母子关系，所以当肺脏虚弱的时候，补脾胃也能达到强壮肺功能的效果，这就是中医常采用的“培土生金”法，也叫健脾益肺法。

足三里穴是胃经气血最盛大之处，经常按摩可起到补益气血、健脾益肺的作用，可治疗气血亏虚引起的各种虚证。

定位取穴

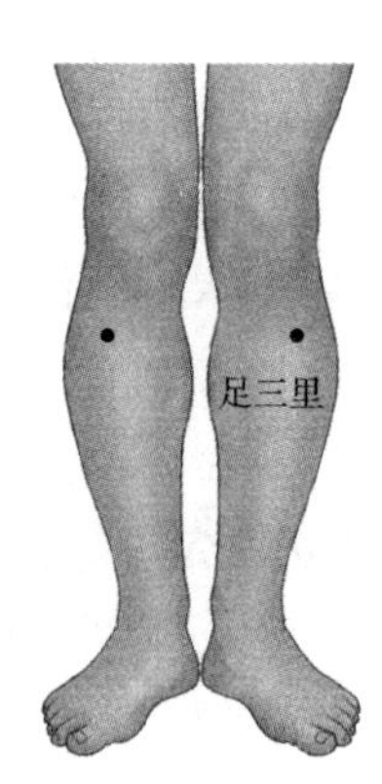

足三里穴位于小腿前外侧，犊鼻穴下3寸，胫骨前缘约1横指（中指）处，左右各1穴。取穴时，可站立弯腰，用同侧手的虎口围住髌骨的上外缘，其余4指向下，中指指尖处，就是足三里穴。

按摩方法

方法一：取坐姿，用拇指指端点按住一侧足三里穴，稍微用点力，按下去之后揉1分钟，松开，然后再点按住揉1分钟，如此连续反复操作5次，以穴位处有酸胀痛感为宜。然后用同样的方法点揉另一侧的足三里穴。

方法二：取坐姿，一手握空拳，拳眼向下，垂直捶打一侧的足三里穴，捶打的力度要适中，每次捶打5~10分钟。然后用同样的方法捶打的另一侧足三里穴。

养肺知识小贴士

除按摩外，还可以艾灸足三里，但正常情况下，小孩最好不灸足三里。因为足三里是理中府之气，有引气下行的作用。而小孩子正处于生长期，是纯阳之体，生发之气很旺盛，如果家长经常给孩子艾灸足三里的话，容易使气下泻，导致生长迟缓、气血不和，反而更容易生病。

十面“霾”伏，养好肺才能少生病

有句话说：“肺气一伤百病蜂起。”身处十面“霾”伏之下，身居高位的肺责任重大，如果肺功能不及时变得更强大，很多疾病都会缠上来，比如感冒、咳嗽、哮喘、支气管炎等呼吸系统疾病，以及便秘、痤疮等疾病也与肺密切相关。所以，只有养好了肺，身体才会有能力抵抗有害物及病邪的伤害，使身体保持健康。

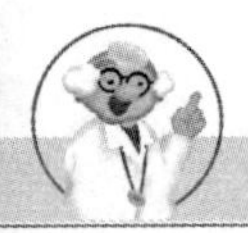

感冒：疏风解表，强肺卫

感冒也叫伤风，西医称为上呼吸道感染，是呼吸系统最常见的疾病之一。成人每年会发生2～4次感冒，而儿童发生率更高，每年会反复感冒6～8次，尤其到了雾霾污染严重或换季的时候，小孩、年老体弱或患有慢性呼吸道疾病的人，更容易患上感冒。

病因溯源及症状

中医认为，感冒是由于人体感受风寒湿热等外邪，引起肺卫功能失调所致，在临床上主要分为风寒感冒、风热感冒、体虚感冒、暑湿感冒等四种。这四种感冒在症状表现上有很大的不同，在治疗和调养时，首先要分清是哪种感冒，这样才能取得最佳效果。

类型	病因	临床表现	治疗原则
风寒感冒	人体感受寒凉之气所致	浑身发冷、低热、无汗、头痛、鼻塞、鼻流清涕、打喷嚏、浑身酸痛等	辛温解表，宣肺散寒
风热感冒	风热邪气犯表，肺气失和所致	高热、咽喉肿痛、鼻流黄浓涕、咳黄痰、口干舌燥、喜喝冷饮等	辛凉解表，宣肺清热
体虚感冒	肺气虚弱，肺卫不固所致	体质虚弱、反复感冒或感冒后缠绵不愈、气血亏虚	健脾补肺，调补正气
暑湿感冒	人体感受暑湿邪气，又被风寒束表所致	发热、头昏重胀痛、肢体酸重、胸闷恶心、呕吐、腹泻等	解表化湿，理气和中

生活起居护理

◎感冒患者应适当休息，保证充足的睡眠，避免过度疲劳，不要熬夜。

◎注意保持室内空气新鲜，雾霾天也应定时开窗通风，感冒流行季节可用食醋熏蒸法进行室内消毒，每立方米空间用食醋5～10毫升，加水1～2倍，稀释后，加热蒸熏2小时，每日或隔日1次。

◎根据气候的变化及时添减衣物，避免受寒、淋雨或中暑，夏季也不可过分贪凉。

◎适当运动以增强体质，出汗后及时更换干燥、洁净的衣服，以免再次受邪。

饮食调理原则

◎饮食清淡，忌吃滋补、辛辣、油腻、甜黏、酸涩等食物，如羊肉、鱼虾、人参、龙眼、糯米、油炸食物、肥肉等，这些食物都不利于消化或风寒、风热的发散。

◎多吃富含蛋白质的食物，如豆制品、瘦肉、鸡肉、鱼肉等。肉食最好用清蒸的方法，蛋白质更容易吸收，其中的氨基酸能促进细胞新陈代谢，增强人体对感冒病毒的抵抗力。

◎多吃维生素C含量高的蔬果，如菠菜、西蓝花、番茄、青椒、猕猴桃、柑橘等。维生素C具有抗菌作用，能增强免疫功能。

◎感冒后期应增加健脾补肺，调补正气的食物，如红枣、银耳、芝麻、黑木耳等。

◎多喝水，戒酒、咖啡、浓茶等刺激性饮品，否则会刺激呼吸道黏膜，使呼吸道分泌物增多，加重病情。

中医饮食调养方

神仙粥

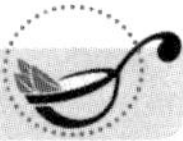

原料：糯米50克，葱白7根，生姜15克，食醋50毫升。

做法：1. 将糯米淘洗干净，放入锅中，加入适量清水煮粥。

2. 将葱白、生姜捣烂，放入糯米粥中继续煮5分钟。

3. 然后加入食醋，搅匀后即可。

用法：趁热服下，上床盖被，使身体微热出汗。每日早、晚各1次，连服3~5天。

功效：益气补虚，散寒解表。适用于风寒感冒患者调养食用。

注意：如果患者肚内饱胀、不思饮食，可将糯米换成大米。

桑叶薄荷茶

原料：桑叶（干品）10克，薄荷（干品）6克。

做法：1. 将桑叶、薄荷洗净，放入杯中。

2. 冲入沸水，加盖浸泡10分钟即可。

用法：代茶饮，每日1剂。

功效：清热祛风，宣肺解表，止痛明目。适用于风热感冒患者调养食用。

简便廉验的中医外治法

1 按揉风池穴、太阳穴

【对证选穴】

风池穴：位于颈部耳后发际下的凹窝内。

太阳穴：位于头部侧面，眉梢和外眼角中间向后一横指凹陷处。

【操作方法】

1. 双手十指自然开张，紧贴枕后部，以双手大拇指分别按揉两侧风池穴，按顺时针和逆时针方向各按揉60～100次，以穴位处发热且稍感酸胀为好。

2. 将双手掌根搓热，贴于太阳穴处，稍微用力按顺时针和逆时针方向各转揉20~30次，稍用力使太阳穴微感疼痛为佳。

【功效主治】祛风解表、清头明目、通利空窍、通络止痛，对感冒引起的头痛、头晕等症有良效。

2 风寒感冒对症足浴法

【足浴配方】桂枝15克，川芎、藿香、荆芥、防风各10克，羌活6克。

【泡脚方法】

1. 将上述诸药一起放入砂锅中，加水煎煮10分钟，滤渣取汁。

2. 将药汁兑入适量的温水中，然后泡脚，一直泡到微微出汗即可。

【功效主治】祛风散寒，疏通经络，调和气血。可有效缓解风寒感冒所致的发热、肌肉酸痛等症状。

【注意事项】

1. 忌空腹泡脚，最好是先喝些热的汤粥，然后再用温水泡脚，这样出汗散寒的速度更快。

2. 泡至微微出汗即可，出太多的汗会损伤人体正气，也不利于感冒的康复。

风热感冒用刮痧效果好

【刮痧选穴】

风府穴：在颈部，当后发际正中直上1寸。

大椎穴：位于人体的颈部，第7颈椎棘突下凹陷中。取穴时，正坐低头，用手可摸到颈后最突出的一块骨头，就是第7颈椎，该处下方的空隙处即是。

风池穴：位于颈部耳后发际下的凹窝内。

肺俞穴：在背部，当第3胸椎棘突下，旁开1.5寸，左右各1穴。取穴时，先找到第7颈椎，再向下数3个椎体，在其下方向左右量取两横指即是。

合谷穴：手背面第一掌骨和第二掌骨之间。取穴时，拇指、食指合拢，肌肉的最高处即是。

曲池穴：在肘横纹外侧端，屈肘，当尺泽与肱骨外上髁连线中点。取穴时，正坐，侧腕，曲肘，在横纹尽处取穴。

【刮痧方法】

1. 用温水拭干净需刮部位，并涂抹适量刮痧油。

2. 用牛角刮痧板直线刮拭颈部正中，从风府穴到大椎穴，刮15～20次。

3. 刮拭颈背部两侧，从风池穴一直到肺俞穴，刮15～20次。

4. 刮拭曲池穴，由上向下刮15～20次。

5. 刮拭合谷穴15～20次。

【功效主治】疏风散热，可有效缓解风热感冒引起的发热、咽喉肿痛。

【注意事项】

1. 刮痧时环境宜安静、空气流通，但不对风口。

2. 刮完后喝些温开水，刮痧后2小时内忌洗凉水澡。

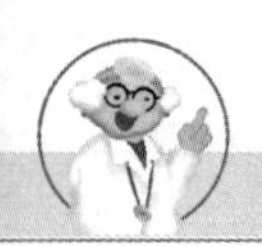

咳嗽：疏风散邪，调畅肺气

咳嗽是呼吸系统的常见症状，也是人体呼吸系统进行自我保护的一种生理现象，比如呼吸道内吸入异物或有分泌物时，通过咳嗽可以形成快速喷出的气流，这种气流能促使呼吸道内的异物或分泌物被排出体外。但如果长时间咳嗽并且伴有其他一些症状，那就很可能是肺功能出现问题了，需要引起足够的重视。

病因溯源及症状

中医认为，咳嗽是因外感或内伤等因素，导致肺失宣肃，肺气上逆所致。临床上咳嗽分为很多种，其中以风寒咳嗽、风热咳嗽、风燥咳嗽、阴虚咳嗽等最为多见，在调治时，一定要先辨清病因，再对症治疗。

咳嗽主要类型	病因	临床表现	治疗原则
风寒咳嗽	人体感受风寒，肺气失宣所致	咳嗽声重、嗓子痒、痰白清稀、流清涕、头痛或发热等	疏散风寒，宣肺止咳
风热咳嗽	人体感受风热之邪，肺失清肃所致	干咳无痰或痰黄稠、痰不易咳出、咽干疼痛、口渴，常伴有发热、汗出、头痛等症	疏风清热，宣肺止咳
风燥咳嗽	人体感受风燥之邪，导致肺失宣肃、肺失清润所致	喉痒干咳、无痰或少痰、痰黏不易咳出、咽干、口干、唇部干燥等	疏风清肺，润燥止咳
阴虚咳嗽	肺阴亏虚，肺失濡润，而虚热内生，肺气上逆所致	干咳、咳声短促、痰少黏白、或痰中带血丝、或声音逐渐嘶哑、口干咽燥、手足心热、盗汗、舌红少津等	滋阴润肺，化痰止咳

生活起居护理

◎多卧床休息，保证充足的睡眠。

◎雾霾天或感冒流行季节小心防护，不要到人群密集的公共场所，以免感染。

◎适当运动增强免疫力，以减少感冒诱发咳嗽。

◎经常开窗，保持室内空气流通；家人有感冒时，室内可用醋熏蒸消毒，防止病毒感染。

◎避免接触香烟、蚊香、油漆、粉尘等可能诱发咳嗽的吸入性物质。

饮食调理原则

◎饮食以清淡为主，适当进食一些养阴生津之品，如梨、百合、蜂蜜、银耳、白萝卜等新鲜蔬果，可补充多种营养素，提高免疫功能，对缓解上呼吸道症状十分有好处。

◎多喝白开水可以稀释痰液，使痰容易咳出，还可以增加排尿量，促进有害物质的排泄，但酒水、饮料不要喝。

◎忌食肥甘厚味、海鲜、过酸、过咸、生冷、辛辣食物，这些食物都会助湿生痰，加重咳嗽。

◎少吃花生、瓜子、巧克力等含油脂较多的食物，否则易滋生痰液，使咳嗽加重。

◎夜间频发咳嗽、难以入睡的患者，可以口含一片润喉片来缓解症状。

中医调养小偏方

婴幼儿患风热咳嗽时，有时痰液过于黏稠不易咳出，此时家长可采用拍背法帮患儿排痰。具体方法是：抱起患儿，五指并拢，微微弯曲成空掌，用空掌轻轻拍孩子的背部，上、下、左、右都要拍到。如果拍到某一部位时孩子就咳嗽，说明孩子的痰液就积在此处，应重点拍。

中医饮食调养方

姜杏粥

原料：杏仁15克，生姜10克，大米50克。

做法：1.将杏仁去皮，捣碎；生姜洗净，切丝。

2.大米淘洗干净，与杏仁一起放入锅中，加入适量清水煮粥。

3.粥将熟时，放入生姜，继续煮10分钟即可。

用法：每日2次，早晚温热服食。

功效：疏风散寒、润肺止咳，能有效缓解外感风寒所致的咳嗽、咽痒、咳稀白痰等症。

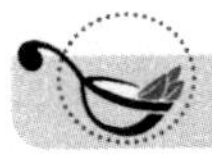

鲜藕百合枇杷粥

原料：莲藕50克，枇杷、鲜百合各30克，小米100克。

做法：1.将莲藕去皮，洗净后切片；枇杷去皮、去核，洗净；鲜百合洗净。

2.小米淘洗干净，与藕片一起放入锅中，加入适量清水煮粥。

3.米熟后加入百合、枇杷一起煮沸，转小火煮至黏稠即可。

用法：每日2次，早、晚温热服食。

功效：滋阴润肺、止咳化痰，对于因肺燥津伤所致的咳嗽有较好的食疗功效。

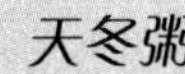

天冬粥

原料：天冬15克，大米60克，冰糖适量。

做法：1.将天冬放入砂锅中，加入适量清水，大火煮沸后，转小火煎煮15分钟，去渣取汁。

2.大米淘洗干净，放入药汁中煮粥。

3.粥熟后加入冰糖，煮化即可。

用法：每日早起空腹服用。

功效：滋阴润燥、清火止咳，对肺阴虚所致的咳嗽有疗效。

简便廉验的中医外治法

按摩中府穴、肺俞穴

【对证选穴】

中府穴：位于胸前壁的外上方，云门穴下1寸。取穴时，两手叉腰立正，锁骨外侧端下方会出现一个凹陷，凹陷的中心是云门穴，从该处再向下1横指处即是本穴。

肺俞穴：肺俞穴在背部，在第三胸椎棘突下，旁开1.5寸。取穴时，正坐低头，用手可摸到颈后最突出的一块骨头，就是第7颈椎，再向下数3个椎体，在其下方向左右量取两横指即是。

【操作方法】

1.用拇指或食指指腹按住中府穴，稍用力，每次按揉3~5分钟，力度以穴位处有酸痛感为度。

2.手臂从肩上伸向背部的肺俞穴，找准穴位后，以中指的螺纹面为着力点，点按穴位2~3分钟。

【功效主治】中府穴和肺俞穴搭配为俞募穴配穴法，有疏风解表、宣肺止咳的作用，主治外感咳嗽。

按摩列缺穴、合谷穴

【对证选穴】

列缺穴：位于前臂，桡骨茎突上方，腕横纹上1.5寸处。取穴时，两手虎口张开，垂直交叉，一手食指自然地搭在另一手的手腕上突起的骨头处，食指尖所指的凹陷处即是。

合谷穴：在手背，第1、2掌骨间，当第二掌骨桡侧的中点处。取穴时，拇指、食指合拢，肌肉的最高处即是。

【操作方法】用拇指指端分别按揉两侧列缺穴、合谷穴，每穴每次3~5分钟，以穴位处有酸胀感为宜。

【功效主治】发散肺中风热、化痰止咳，对治疗脾虚肺热所致的咳嗽、痰多有显著疗效。

敷脐法——鲜竹沥膏

【配方材料】浙贝母5克，鲜竹沥1支。

【对证选穴】

神阙穴：位于脐窝正中，也就是我们常说的肚脐眼。

【操作方法】

1.将浙贝母研成细末，用鲜竹沥调成稀糊备用。

2.将药膏外敷在神阙穴处，用纱布包扎，胶布固定。每天换药1次，连用2~3天。

【功效主治】清热，化痰，止咳。用于外感风热所致的咳嗽痰多、气喘胸闷等症。

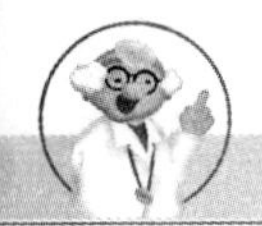

鼻炎：补肺益气，增强营卫功能

生活中，被鼻炎困扰的人大有人在，这个病看似不严重，但动不动就鼻塞、鼻痒、流涕，让人十分难受。还有很多患者是过敏性或季节性鼻炎，更难以治愈，甚至会伴随终生，如果不及时调治还会导致嗅觉失灵、中耳炎、鼻咽癌等重病。所以，对鼻炎一定要重视。

病因溯源及症状

西医认为，鼻炎是鼻腔黏膜由病毒或细菌感染，或刺激物刺激而引起的炎性改变。

中医则认为，肺开窍于鼻，鼻炎的发生从根本上来说是肺的卫外功能出现了问题，皮毛腠理不固，邪气乘虚而入导致的。

鼻炎患者会有不同程度的鼻塞，而且鼻塞会随着体位的变化而改变，比如左侧卧时，会左鼻孔塞，右鼻孔通气；而右侧卧时，则是右鼻孔塞，左鼻孔通气，这是鼻炎的典型特点。此外，还会有黏液性的鼻涕，鼻黏膜肿胀或增厚，过敏性鼻炎患者还会感觉鼻痒，连续打喷嚏等。

生活起居护理

◎过敏性鼻炎患者一定搞好居家环境的卫生，减少室内过敏原；外出一定要做好防护措施，戴上口罩、专门的防护镜等，对控制和减缓病情有帮助。

◎注意鼻腔卫生，每天早晚用冷水清洗鼻腔，可有效增强鼻腔黏膜的抗病能力。

◎鼻塞严重时，避免过分用力地从两个鼻孔同时擤鼻涕，以免引起中耳炎或鼻窦炎。

◎注意空气的湿度，过于干燥的地方，可使用加湿器；过湿的地方，要适当降低湿度。

◎加强锻炼，如晨跑、游泳、冷水浴、冷水洗脸等，提高免疫力，预防感冒。

饮食调理原则

◎戒烟酒，忌食油炸、肥腻、生冷及辛辣刺激性食物。

◎多吃富含维生素的各种新鲜蔬果，以提高自身免疫力。

◎多吃具有芳香开窍、利水渗湿作用的食物，如香菜、韭菜、荠菜、薏米、芡实、扁豆、红豆、莲子等。

◎肺热者应多吃具有清热作用的食物，如莲藕、苦瓜、丝瓜、梨等。

◎肺气虚者应多吃补益脾肺的食物，如莲子、大枣、山药、猪肺等。

中医饮食调养方

二黄健肺通气茶

原料：黄芪10克，黄芩6克，辛夷5克。

做法：1.将三味药材一起放入杯中。

2.冲入沸水，加盖闷20分钟即可。

用法：每日1剂，代茶饮。

功效：补气强肺，敛汗固表，清热燥湿，宣通鼻窍，利水消肿。可有效改善鼻炎所致的鼻塞、流涕及鼻腔黏膜充血、肿胀等症状。

简便廉验的中医外治法

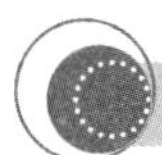

按摩迎香穴、鼻通穴、上星穴

【对证选穴】

迎香穴：位于人体的面部，在鼻翼外缘中点旁，当鼻唇沟中。

鼻通穴：又名上迎香，在鼻孔两侧，鼻唇沟上端尽头处。

上星穴：位于人体的头部，当前发际正中直上1寸。

【操作方法】

1.用双手食指或中指指腹按揉两侧的迎香穴，顺、逆时针各按揉1分钟。

2.用双手食指关节顶按两侧的鼻通穴1~2分钟。

3.用拇指指端按住上星穴，稍用力点按，每次1~2分钟。

【保健功效】疏风清热、宣通鼻窍，可有效缓解鼻塞、流涕等鼻炎症状。

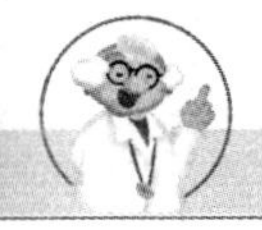

口腔溃疡：清肺滋阴防复发

口腔溃疡，就是我们常说的“口疮”，是口腔黏膜（唇、颊、舌缘等）疾病中发病率最高的一种疾病，与肺有很大关系。这个病最明显的感受就是疼痛，尤其是吃东西的时候更痛，甚至连喝水、说话都会受影响，让人很痛苦。而且，口腔溃疡还很容易反复发作，给生活带来诸多不便。

病因溯源及症状

从西医角度来说，导致口腔溃疡的原因可能是局部创伤、精神紧张、食物、药物、激素水平改变及维生素或微量元素缺乏。

从中医角度来讲，口腔溃疡实际上就是上火了，与多个脏腑有密切的关系，脏腑积热，循经上炎，就会引发口疮。其中伴有口渴、咽喉红肿热痛、便秘等症状的多是肺火所致。

口腔溃疡初起时为小斑点，伴有灼热不适感，然后逐渐扩大为直径 2~3 毫米或更大的浅溃疡。溃疡微微有些凹陷，表面有一层淡黄色的假膜覆盖，溃疡周围的黏膜由于充血而呈红晕状，灼痛明显，当接触有刺激的食物时疼痛更加剧烈。口腔溃疡有自限性，一般10天左右就能自愈。

生活起居护理

◎生活有规律，保证睡眠充足，不要熬夜。

◎保持良好的心态，不要着急上火。

◎注意口腔卫生，进食后及时漱口。

◎平时多运动，增强体质。

饮食调理原则

◎多喝水，饮食以清淡、稀软的汤粥为主，并注意温凉适宜，少吃粗糙坚硬的食物，以减少对溃疡的摩擦。

◎多吃富含优质蛋白质的食物，如蛋类、奶类、瘦肉等，对修复溃疡面有帮助。

◎多吃新鲜蔬菜、水果，以补充维生素和矿物质，可促进溃疡愈合。

◎多吃清肺火的食物，如莲藕、白萝卜、荸荠、绿豆、百合等。

◎忌食煎炸、熏烤、腌制、辛辣刺激性食物，以防上火或刺激溃疡面，加重病情。

◎戒烟酒和各种含酒精饮料，忌食各种热性食物，如羊肉、狗肉、韭菜、荔枝、榴莲等，防止火气过旺。

中医饮食调养方

蜂蜜绿豆水

原料：绿豆20克，蜂蜜20毫升。

做法：1.绿豆洗净，放入锅中，加水大火煮沸，转小火煮至绿豆熟烂，滤取绿豆水。

2.将绿豆水晾至温热，调入蜂蜜即可。

用法：每天1剂，频频含漱和饮用。

功效：滋阴润燥，清热解毒。对肺热和肺燥所致的口疮、皮肤干燥、咽痛均有效果。

简便廉验的中医外治法

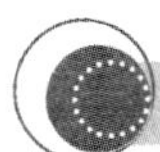

按摩鱼际穴、手三里穴

【对证选穴】

鱼际穴：位于第1掌骨中点桡侧，赤白肉际处。

手三里穴：在前臂背面桡侧，当阳溪与曲池连线上，肘横纹下2寸，左右各一穴。取穴时，屈肘，从手肘弯曲处向前量取三横指，用手一按就痛的地方即是。

【操作方法】

1.用一手拇指指腹按揉对侧的鱼际穴、手三里穴，每次1~3分钟，力度以能承受为度。

2.用同样的方法按揉另一侧的鱼际穴、手三里穴。每天2~3次。

【保健功效】清肺利肠、通络止痛，对实火型口疮有效。

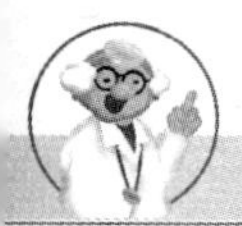

咽喉炎：清热、滋阴需辨证

咽喉炎在临床极为常见，是咽喉部黏膜、黏膜下组织的炎症，多为上呼吸道感染的一部分，常常与感冒同时发生，但有时感冒已经痊愈了，可咽喉症状却一直不好。根据中医理论，咽为胃之关，喉为肺之门，咽喉是最容易遭受外邪侵袭的地方，特别是赶上雾霾天气，咽喉被空气中的有害物质侵袭，更容易使咽喉炎反复发作，让人很难受。

病因溯源及症状

咽喉炎有急性和慢性之分，西医认为，营养不良、烟酒过度，各种鼻病、慢性扁桃体炎、龋齿、胃食管反流等疾病，生活及工作环境不佳（如经常接触高温、粉尘、有害刺激气体等）都容易导致咽喉炎的发生。

中医则认为“咽喉诸病皆属于火”。咽喉炎主要是由于肺胃之火上攻咽喉所导致的，这个“火”，既可能是实火，也可能是虚火，调治之前一定要分清。

分类	病因	临床表现	治疗原则
急性咽喉炎	感受外邪，郁久化热所致	咽喉肿痛、吞咽及咳嗽时加重，并可出现声音嘶哑，讲话困难；大便干、小便黄，有时伴发热、全身不适、关节酸痛等症状	清热润肺，解毒消肿
慢性咽喉炎	肺肾阴虚，虚火旺盛，上扰咽喉部，耗伤阴津所致	喉咙干，有灼热感，隐痛，老觉得喉咙有东西却咽不下去，常伴有咽痒干咳、声音嘶哑、午后及夜晚加重等症状	滋阴润肺，利咽生津

生活起居护理

◎生活有规律，注意劳逸结合，不熬夜，不过劳。

◎积极锻炼，多进行室外活动，呼吸新鲜空气，但要注意天气变化，尤其是雾霾天尽量不要外出，预防呼吸道感染。

◎注意口腔卫生，坚持早晚刷牙，进食后漱口，及时治疗牙周疾病。

◎保持室内适宜的温湿度，经常开窗通风，并注意改善工作环境，避免粉尘及有害气体的刺激。

◎减少说话时间，尤其教师、主持人、歌手等用嗓多的人，要掌握正确的发音方法，尽量减少清嗓动作，可减轻对咽喉黏膜的损伤。

饮食调理原则

◎饮食以清淡、易消化为主，减少盐的摄入量，多喝水。

◎多吃清热润肺、滋阴生津的食物，如梨、甘蔗、苹果、番茄、橘子、蜂蜜等。

◎可选择一些清热解毒的中药材泡茶或做成药膳，如金银花、蒲公英、菊花、胖大海等，对缓解咽炎症状都很有效。

◎吃富含胶原蛋白和弹性蛋白的食物，如猪蹄、猪皮、蹄筋、鱼类、豆类、海产品等，有利于咽喉炎损伤部位的修复。

◎多摄入富含B族维生素的食物，如瘦肉、鱼类、小米、豆类等，可促进损伤咽部的修复并消除呼吸道黏膜的炎症。

◎戒烟酒，忌食煎炸、腌制及辛辣刺激性食物，以免加重上火症状。

◎当有咽干、咽痛时，可含些华素片、草珊瑚含片、西瓜霜含片等缓解症状。

中医饮食调养方

大海生地茶

原料：胖大海5枚，生地12克，冰糖30克，绿茶3克。

做法：1.将胖大海、生地洗净，与冰糖、绿茶一起放入保温瓶中。

2.用沸水冲泡半瓶，加盖闷15分钟即可。

用法：每日2~3剂，不拘次数，频频代茶饮。

功效：可清肺利咽，滋阴生津。适用于肺阴亏虚所致的慢性咽喉炎。

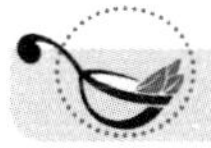

罗汉果蜂蜜茶

原料：罗汉果2个，蜂蜜15毫升，绿茶3克。

做法：1.将罗汉果洗净，敲碎，与绿茶一起放入茶杯中。

2.冲入沸水，加盖闷5分钟。

3.稍凉后调入蜂蜜即可。

用法：每日1剂，代茶频饮。

功效：清肺利咽，解毒消肿，化痰止咳，对肺热所致的咽喉炎有效。

简便廉验的中医外治法

关于咽喉的保健方法，大家可以参照前面的咽喉保健操，除此之外，以下两种方法也能缓解咽喉炎的症状。

1 按摩少商穴、合谷穴

【对证选穴】

少商穴：在手指，拇指末节桡侧，指甲根角侧上方0.1寸。

合谷穴：手背面第一掌骨和第二掌骨之间。取穴时，拇指、食指合拢，肌肉的最高处即是。

【操作方法】

1.用拇指指甲的甲缘垂直掐少商穴，以有刺痛感为度，每次2～3分钟。然后用同样的方法指掐另一侧少商穴。

2.用拇指屈曲垂直按在合谷穴上，做一紧一松的按压，每分钟按压30次，力度由轻而重，以穴位处有酸、麻、胀的感觉为佳，每日2~3次。

【保健功效】少商穴能清肺利咽、消肿止痛，是专治咽喉肿痛的特效穴；合谷穴是大肠经的原穴，能清热解表，疏风散热。按摩这两个穴位，可有效缓解肺热所致的咽喉肿痛。

2 中药足浴法

【足浴配方】知母30克，栀子20克，牛膝、大黄、黄芩各15克，蒲公英25克。

【足浴方法】

1.将上述药材加水1500毫升煮沸，转小火煎至1000毫升，滤渣取汁。

2.将药液倒入盆中，待温热时泡脚即可。每日2次，每日1剂。

【功效主治】清热降火、清利咽喉，可防治咽喉炎。

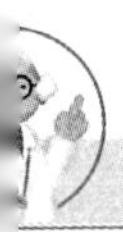

支气管炎：补肺润肺，提高呼吸道防御能力

支气管炎是指气管、支气管黏膜及周围组织发生的炎症，是呼吸道的常见病。这个病特别欺软怕硬，婴幼儿和老年人身体弱，免疫力和呼吸道的防御能力差，一遇到雾霾天或天气忽冷忽热的时候就容易发病，如果不及时调治，还容易反复发作，形成慢性支气管炎。所以，调理肺功能、增强免疫力至关重要。

病因溯源及症状

根据病程的长短，支气管炎有急性和慢性之分，前者多发于婴幼儿群体中，后者则常见于老年人。西医认为，长时间的感冒，病毒或细菌等病原体感染，吸入冷空气、粉尘、刺激性气体或烟雾、花粉等，都可导致支气管炎的发生。

中医里并没有这个病名，归属于咳嗽的范畴，也可以说是咳嗽的“升级版本”，认为支气管炎的发病与肺、脾、肾三脏功能的失调和衰退关系密切。

分类	病因	临床表现	治疗原则
急性支气管炎	外感风寒热燥之邪，使肺气闭塞，肃降功能失常所致；或嗜食烟酒、辛辣助火之品，灼津生痰，阻塞气道所致	咳嗽，早期为干咳，后期会出现咳痰，痰呈黏液状，伴有低热、鼻塞、流清涕、咽喉痛、声音嘶哑等上呼吸道感染症状；病程有一定的自限性，全身症状可在4～5天内消退，但咳嗽有时可持续数周	化痰止咳，补肺解表
慢性支气管炎	急性支气管炎或感冒反复发作，久治不愈，以致脾肾肺亏虚，正气无力御邪和运化水湿所致	咳嗽、咳白色黏液和浆液泡沫性痰、气喘等，晨起、劳动、气急或冬季寒冷时加重。每年发病持续3个月以上，迁延难愈	健脾补肾，润肺止咳，化痰平喘

生活起居护理

◎一定要戒烟，以减少烟雾对呼吸道的刺激。

◎做好家居环境卫生，保持室内空气流通，且要有一定的温湿度。

◎做好防尘、防雾霾工作，加强个人保护，避免烟雾、粉尘、刺激性气体对呼吸道的影响。

◎根据天气变化及时增减衣物，预防感冒。

◎适当进行体育锻炼以增强体质，提高呼吸道的抵抗力，可预防或减少气管炎的发生。

◎对年老体弱无力咳痰的患者或痰量较多的患者，应以祛痰为主，定时帮助患者变换体位，轻轻按摩患者胸背，可以促使痰液排出。

饮食调理原则

◎饮食宜清淡、易消化，避免过咸、肥甘厚味、生冷及辛辣刺激性食物，以免刺激呼吸道，助湿生痰，加重病情。

◎多吃些止咳平喘、化痰润肺的食物，如梨、白萝卜、蜂蜜、莲藕、银耳、百合、杏仁、枇杷等。

◎多喝白开水或茶水，可稀释痰液，使痰容易咳出，茶叶中的茶碱还能使支气管扩张而减轻咳嗽症状。

◎宜食富含维生素A和维生素C的食物，如胡萝卜、南瓜、柑橘、番茄、豆制品等，能增强支气管黏膜细胞的防御能力，促进炎症的修复。

◎避免一些容易导致过敏的"发物"，如带鱼、黄鱼、海虾、蟹、雪里蕻、猪头肉、羊肉、酒酿等，以免诱发或加重病情。

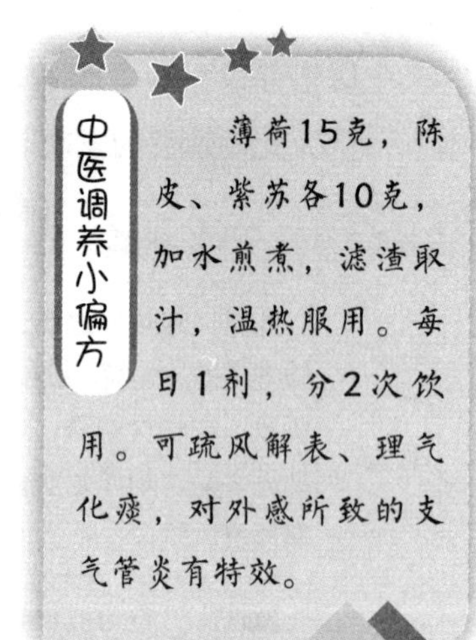

中医饮食调养方

百合固金粥

原料：干百合10克（鲜品30克），熟地黄10克，麦冬6克，大米50克，蜂蜜适量。

做法：1.干百合洗净，泡发；熟地黄、麦冬研成细末。

2.大米淘洗干净，与泡好的百合一起放入锅中，加水煮粥。

3.粥将熟时，加入药末，继续煮至粥熟。

4.粥稍凉后，调入蜂蜜即可。

用法：每天1剂，分2~3次服食。

功效：补肺益肾，润肺化痰，止咳平喘，增强免疫力，对减少慢支发作、缓解症状有效。

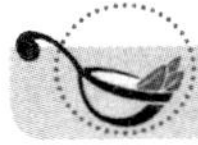

梨藕汁

原料：梨1个，新鲜莲藕100克，蜂蜜适量。

做法：1.梨去皮、去核，切小块；莲藕去皮，切小块。

2.将莲藕、梨块一起放入榨汁机中，加入适量白开水，榨成汁即可。

功效：此方可清肺、润肺、止咳，常喝可有效保养呼吸道及肺，缓解支气管炎症状。

简便廉验的中医外治法

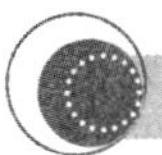

穴位贴敷法

【配方材料】老姜100克，白芥子、白芷、轻粉各适量，冰片0.3克。

【对证选穴】

大椎穴：位于人体的颈部下端，第7颈椎棘突下凹陷中。取穴时，正坐低头，用手可摸到颈后最突出的一块骨头，就是第7颈椎，该处下方的空隙处即是。

肺俞穴：在背部，当第3胸椎棘突下，旁开1.5寸。取穴时，先找到第7颈椎，再向下数3个椎体，在其下方向左右量取两横指即是。

膻中穴：位于前正中线上，两乳头连线的中点处。

【操作方法】

1.将老姜捣烂，绞取汁液；白芥子、白芷、轻粉研末，用姜汁调成糊状，加冰片混匀。

2.将药摊于消毒纱布上，敷贴于3个穴位处，用胶带固定。

3.贴敷3~5小时后，待有痒痛感时取下，每日1剂。

【功效主治】温肺散寒，止咳平喘，调节脏腑功能，提高机体免疫力，对防治慢性支气管炎有效。

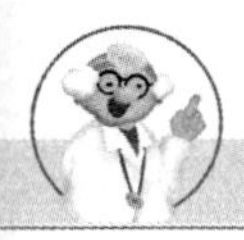

支气管哮喘：肺脾肾同补，化痰平喘最重要

支气管哮喘，简称哮喘，是一种发作性疾病。哮喘的顽固是出了名的，是世界医学界公认的四大顽症之一，很容易反复发作，极难治愈，如果不能有效控制和治疗，病情会逐渐加重，可并发肺气肿、肺心病，甚至发生呼吸衰竭、猝死。所以，哮喘患者的日常调养、保健与防治非常重要。

病因溯源及症状

从西医角度来讲，哮喘的发病原因比较多，如遗传、反复的上呼吸道感染或肺部感染、接触过敏原、灰尘、季节变换、劳累、情绪波动等，都会促使哮喘发作。

中医则认为，哮喘的宿根是痰，产生痰的原因就是肺、脾、肾三脏功能不足，不能输布津液，津液凝聚在一起就会变成痰，潜伏在肺里，成为哮喘的夙根，一旦遇到外感、饮食不当、过敏原、情志异常、劳倦等诱因就会发作，痰液阻塞气道，使肺气的宣降功能失常而引发哮喘。

哮喘急性发作前一般有先兆症状，如咳嗽、胸闷、连续喷嚏等，这时如不及时治疗就会出现喘息、呼吸困难等症状，多在夜间或清晨发作、加剧，重症哮喘患者甚至会出现意识模糊不清和脉率减弱。哮喘每次发作的持续时间因人而异，轻者可持续数分钟至几个小时，重者则会持续几天，甚至数周才能缓解。而症状缓解后，患者就像没病的人一样，也没有什么不适感。

注意啦

重症哮喘急性发作时需要紧急送医，在救护车未到达之前，可按揉内关穴（仰掌，另一手食指、中指、无名指三指并拢，把无名指放在腕横纹上，食指处即是），有助于稳定情绪，缓解支气管平滑肌痉挛。

生活起居护理

◎有哮喘发作史的患者在查明过敏原之后，要尽可能避免接触过敏原，如羽绒被、毛毯、皮毛衣服、鲜花、香水等，家中不养宠物；雾霾天尽量不出门，出门的话做好防护，避免吸入灰尘、花粉或有害气体。

◎出现呼吸困难时，可按摩肋间肌，推擦胸部，进行深而慢的腹式呼吸。年龄较小的婴幼儿咳痰无力时，家长一定要帮助孩子拍背排痰。

◎经常开窗换气，保持室内空气新鲜，但当外面风大、空气污染较重时应关闭门窗。

◎室内保持适宜的温湿度，温度一般在22~28℃之间较好，湿度在45%~55%最好。

◎注意随季节变化增减衣物，避免受寒，预防上呼吸道感染。

◎注意劳逸结合，保证足够的睡眠，避免劳累或剧烈运动，避免工作紧张和精神压力过大。

◎在哮喘缓解期可适当参加一些低强度的运动，如散步、快走、骑自行车、游泳、打太极拳等，能增强体质、改善呼吸功能、减少哮喘发作。

饮食调理原则

◎饮食宜清淡、温热、松软、易消化，富于营养，可少食多餐。

◎多饮水，每日饮水量在2500~3000毫升，可防止呼吸道干燥，稀释痰液。

◎多吃具有化痰清肺、止咳平喘作用的蔬菜和水果，如萝卜、冬瓜、丝瓜、南瓜、梨、柚子、金橘等。

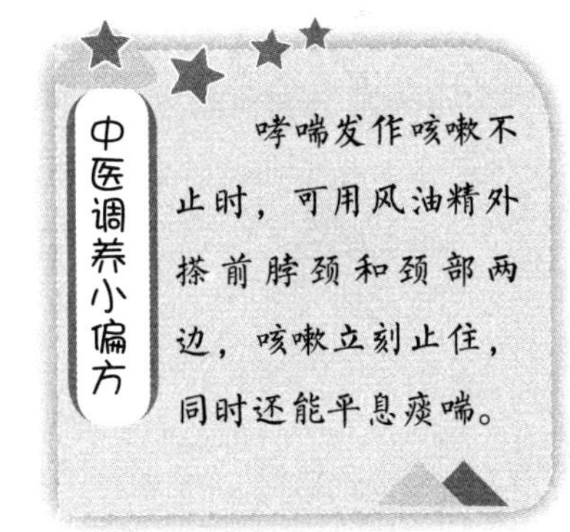

◎适当吃些能滋补肺、脾、肾的食物，如莲子、山药、银耳、猪肺、芡实、栗子、黑豆、核桃等。

◎明确过敏原，避免进食导致过敏的食物，芝麻、贝壳类、坚果类甚至小麦制品都可能作为过敏原引起哮喘发作，如果患者是异种蛋白过敏者，则不宜吃鱼、蛋、虾、蟹、牛奶等。

◎哮喘发作时，应少吃胀气及难消化的食物，如豆类、马铃薯、红薯等，避免腹胀压迫胸腔，加重呼吸困难。

◎忌烟酒，避免冷、硬、油炸、辛辣等容易刺激呼吸道的食物。

中医饮食调养方

金橘梨汤

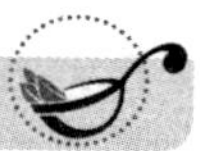

原料：金橘3个，梨核3~5个。

做法：1.将金橘洗净。

2.金橘、梨核一起放入锅中，加入适量清水，大火煮沸后，转小火煮15分钟即可。

用法：每日1~2次，代茶饮。

功效：理气化痰、化痰平喘，可有效缓解轻度哮喘。

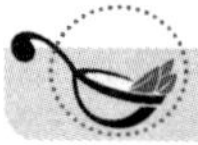

南瓜小米粥

原料：南瓜200克，小米50克，蜂蜜适量。

做法：1.将南瓜去皮切块，用清水洗净；小米洗净，一起倒入锅内。

2.加入适量清水，大火煮开后改小火，煮至小米和南瓜软烂。

3.稍凉后调入蜂蜜，搅拌均匀即可食用。

功效：补中益气、滋阴润肺，可有效改善脾肺功能，调节免疫系统，减少哮喘发作的次数。

冰糖杏仁核桃糊

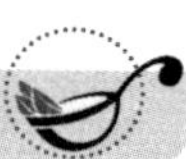

原料：甜杏仁250克，苦杏仁、核桃仁各100克，冰糖10克。

做法：1.将杏仁、核桃分别洗净，干锅小火炒至焦黄，晾凉后研成粉末，装瓶备用。

2.每次取20克，放入冰糖，冲入适量沸水，搅拌至冰糖融化、成糊状即可。

用法：每天1~2次。

功效：滋阴润燥、化痰止咳、润肺定喘，适合各种哮喘患者调养食用。

简便廉验的中医外治法

1 按揉云门穴、中府穴

【对证选穴】

云门穴：位于胸前正中线旁开6寸，锁骨下缘处。取穴时，双手叉腰，在锁骨外端下缘出现一个三角形的凹陷，其中心即是。

中府穴：位于胸前壁的外上方，云门穴下1寸处。

【操作方法】

1.用拇指或食指指端分别按揉中府穴、云门穴各10分钟。

2.由中府穴向上直推至云门穴10分钟，力度以穴位处有酸麻胀感为宜，每天2~3次。

【保健功效】清肺除烦、止咳平喘，可有效缓解支气管哮喘症状。

2 中医贴敷疗法

【配方材料】石菖蒲12克，生姜30克，葱白3根，艾叶1把。

【对证选穴】

肺俞穴：在背部，当第3胸椎棘突下，旁开1.5寸。取穴时，正坐低头，用手可摸到脖颈后最突出的一块骨头，就是第7颈椎，再向下数3个椎体，在其下方向左右量取两横指即是。

【操作方法】

1.将药物捣烂炒熟，用布包好。

2.趁热将药包贴敷在肺俞穴上，2天换药1次，10天为一个疗程。

【功效主治】疏风散寒，可缓解受寒引起的哮喘。

3 药枕法

【配方材料】艾叶适量。

【制作方法】将艾叶装在枕芯里做成药枕，睡觉时枕着即可。

【保健功效】艾叶中的艾叶油有缓解支气管痉挛、止咳平喘的功效。

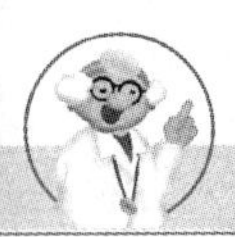

肺炎：疏风散热，滋阴润肺

肺炎是指终末气道、肺泡和肺间质的炎症，是常见的一种呼吸道疾病，尤其是在婴幼儿和儿童中发病率很高，如果治疗不彻底，很容易反复发作，引起多种重症并发症，影响孩子发育，甚至还可能有生命之忧。此外，部分成年人也容易患肺炎，其特点是起病急，危害大，必须引起重视。

病因溯源及症状

从西医看，肺炎可由细菌、病毒、真菌、寄生虫等致病微生物以及放射线、吸入性异物等理化因素引起。

中医认为，肺炎多因外感风热或热毒之邪，使肺气宣发肃降失调所致。小儿的肺脏相比成人来说更为娇嫩，卫气抵御外邪的能力也就更弱，所以更容易发生肺炎。

肺炎的初期症状与感冒相似，都会有发热、咳嗽、咳痰、精神萎靡、身体乏力等症状，但随着病情的加重，会出现铁锈痰、脓性痰、胸痛、呼吸困难等症状，重症时可出现神志模糊、烦躁、嗜睡、昏迷等。

生活起居护理

◎尽量卧床休息，保证充足的睡眠，但要勤翻身，多拍背，积极排痰。

◎天气好时，可到户外晒晒太阳，并做些适量的肢体活动，以不疲劳为宜，有助于增强体质，提高身体的耐寒能力和抗病能力。

◎在感冒流行的季节，应注意室内通风换气，保持室内空气清新，经常进行空气消毒，以减少交叉感染的机会，并应尽可能避免接触呼吸道感染的病人。

◎抵抗力弱的幼儿、老年人或免疫功能减退者（如糖尿病、慢性肝病、慢性肺病患者），可到医院注射肺炎球菌疫苗、流感疫苗。

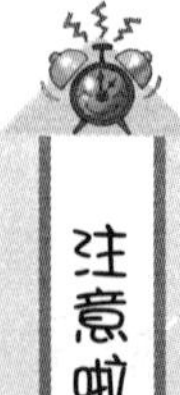

注意啦

肺炎患者在呼吸时胸部会有“咕噜”声儿，所以一旦发现此症状，及时就医很重要。

◎注意保暖，不要受寒，避免过度劳累和心理过度紧张等。

饮食调理原则

◎多喝水，饮食应以清淡为主，宜吃含维生素的食物，最好是流质食物，如米汤、蛋花汤、鲜榨果汁、稀饭、烂面条、蛋羹等，有利于消化并能提高抵抗力。

◎多吃铁、钙含量丰富的食物，如动物内脏、动物血、虾皮、蛋黄、芝麻、豆制品、荠菜等，可以提高红细胞携氧功能，改善缺氧症状。

◎荤素搭配要得当，不要过食肥甘厚味及辛辣刺激性食物，也不宜吃得过饱。

中医饮食调养方

胡萝卜鸡蛋羹

原料：胡萝卜1根，鸡蛋1个，牛奶适量，盐少许。

做法：1.鸡蛋打入碗中，加入少许盐打成蛋液。

2.倒入适量牛奶，搅拌均匀。

3.胡萝卜洗净，切成小丁，放入搅拌均匀的鸡蛋液中，放入锅中蒸15分钟即可。

功效：健脾养胃、滋阴润肺，对脾胃虚弱的小儿肺炎患者有帮助。

简便廉验的中医外治法

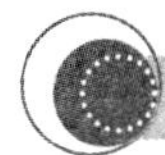

中药贴敷疗法

【配方材料】大黄、大蒜泥各20克，玄明粉5克。

【对证选穴】胸部病变部位。

【操作方法】

1.将大黄打成粉，与大蒜泥、玄明粉一起加水调成糊状，平摊于纱布上，备用。

2.将制作好的药膏贴敷在选取位置，用胶布固定。

3.敷10~20分钟后取下，每日1次，连用7天。

【功效主治】清火解毒，消炎化瘀。可用于体内有实火的肺炎患者。

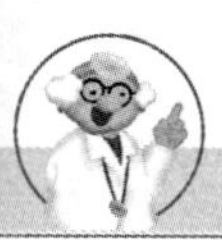

肺结核：补虚培元、抗痨杀虫是根本

肺结核又称“痨病”，是一种具有传染性的慢性虚损性疾病，是仅次于艾滋病的全球第二大传染病杀手。肺结核痊愈慢、病程长，情况严重的患者还需要隔离治疗，对身体消耗很大，所以，肺结核患者除了要积极配合医生治疗外，还要特别注重日常的饮食与营养，对促进康复至关重要。

病因溯源及症状

肺结核是由结核杆菌感染引起的，主要通过呼吸道传播。中医认为，肺结核是由于正气虚弱，感染痨虫，侵蚀肺脏所导致的，与肺、脾、肾三脏关系密切。所以，补虚培元、抗痨杀虫是中医治疗肺结核的基本原则。

肺结核发病相对缓慢，早期症状不明显，通常会有发热、咳嗽、乏力、纳差、消瘦等一般症状，呼吸道症状有咳嗽、咳痰、咯血、胸痛、不同程度胸闷或呼吸困难等，因为没有很明显的特点，因此很容易被患者和医生忽略。

生活起居护理

◎保证良好和充足的睡眠，劳逸结合，避免过劳和熬夜。

◎开放性肺结核患者（即痰菌阳性患者）应注意隔离，最好独居一室，并养成良好的卫生习惯，房间向阳、整洁，定期消毒；经常开窗通风，室内温湿度适宜；勤换衣物，勤换被褥。

◎坚持适当运动，如深呼吸、散步、太极拳、保健功、慢跑等，以身体无不适的感觉为宜，可增强体质，提高身体防病、抗病能力。

◎注意天气变化，及时增减衣物，避免受寒。

◎解除精神负担，保持乐观、稳定的情绪。

◎1岁以内小儿要接种卡介苗，患者需定期到医院复查，应进行长期治疗。

饮食调理原则

◎食物尽量多样，注意粗细搭配，并供给充足的热量，可按每千克体重40～50千卡供给。

◎多吃富含优质蛋白质的食物，如奶类、蛋类、鱼虾、瘦肉、豆制品等。

◎多吃新鲜绿叶蔬菜、水果及粗杂粮，以补充维生素和矿物质。

◎选择具有滋阴、益气、温阳作用的中药制作药膳，如麦冬、北沙参、川贝母、茯苓、山药、党参、黄芪等。

◎戒烟酒，忌食各种油腻、辛辣刺激性食物，以减少咳嗽。

◎过敏体质的患者要忌食易引起过敏的食物。

中医饮食调养方

枸杞贝母鸭

原料：净鸭1只，枸杞子30克，川贝母15克，姜片、葱段适量，冰糖50克，绍酒、盐适量。

做法：1.将鸭洗净；枸杞子、川贝母洗净，与冰糖一起放入鸭腹中。

2.将鸭放入炖锅中，加入水和调味料，煲煮1小时，加盐调味即可。

功效：滋阴润肺、补肾抗痨，适合肺结核患者调养食用。

简便廉验的中医外治法

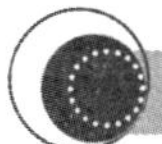

中药敷贴法

【配方材料】灵脂、白芥子、大蒜泥各15克，甘草6克。

【对证选穴】

肺俞穴：在背部，当第3胸椎棘突下，旁开1.5寸。取穴时，正坐低头，用手可摸到脖颈后最突出的一块骨头，就是第7颈椎，再向下数3个椎体，在其下方向左右量取两横指即是。

【操作方法】

1. 将灵脂、白芥子研末，与大蒜泥同捣均匀，加入适量醋，调成糊状，摊于纱布上。

2. 将药敷在两侧肺俞穴上。

3. 1～2小时后皮肤有灼热感时去掉，每日1次，以7日为1疗程。

【功效主治】利气豁痰、温中散寒，可有效缓解肺结核症状。

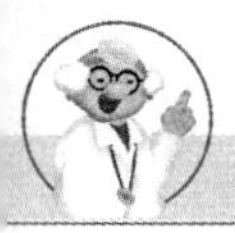

便秘：清肺、补肺解痛苦

便秘是让人很痛苦的一件事，很多人深受其扰，而且各个年龄段的人都有可能发病。便秘既是一种独立的病证，也是一个在多种急慢性疾病过程中经常出现的症状，本节仅讨论前者。临床上造成便秘的原因很多，不只是胃肠道的问题，与肺也有很大的关系，前面讲过，肺与大肠相表里，大肠的排便功能与肺的宣发功能是紧密相关的，因此治疗时不能盲目，对症治疗才能从根本上解决便秘之苦。

病因溯源及症状

从西医角度来讲，很多患者的便秘都是由于不健康的生活方式引起的，比如食物过于精细、喜欢吃辛辣食物、饮水过少、久坐不动、缺乏运动等。

中医认为，便秘病位在大肠，并与脾、胃、肺、肝、肾密切相关，其中，肺热、肺气虚都可能导致便秘，这里重点介绍一下这两种类型的便秘。

类型	病因	临床表现	治疗原则
实热便秘	风燥热邪袭肺，肺之燥热下移大肠，使大肠传导功能失常所致	大便干结、腹胀腹痛，伴有面红身热、口干口臭、心烦不安、小便短赤、舌红苔黄燥等症状	养阴清热，润肠通便
气虚便秘	肺气虚，宣降功能失常，糟粕内停，使大肠传导功能失常所致	粪质并不干硬，也有便意，但临厕排便困难，便后汗出、气短、乏力，且伴有体质虚弱、面白神疲、肢倦懒言等症状	健脾补肺，益气润肠

生活起居护理

◎避免滥用导泻药，否则会使肠道的敏感性减弱，形成对某些导泻药的依赖性，加重便秘。

◎养成良好的排便习惯，每日定时排便；有便意时不要忽视，及时排便。

◎忌久坐少动，加强体育锻炼特别是腹肌的锻炼，有利于胃肠功能的改善。

◎合理安排生活和工作，做到劳逸结合，忌劳累过度。

◎要心情开朗，忌郁怒动火，否则会影响肺气的宣降，加重便秘。

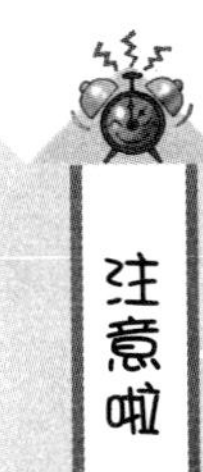

注意啦

如果便秘伴有便血、腹痛、贫血、消瘦、发热、黑便等异常情况和肿瘤家族史，应及时到医院进行进一步检查，以排除其他病症。

饮食调理原则

◎多喝水，尤其是清晨喝一杯温开水或蜂蜜水，可以软化粪便，利于排泄。

◎饮食要以清淡为主，禁止饮酒，远离浓茶、咖啡以及辛辣刺激性食物，以免大便干结。

◎少吃加工得过于精细的食物，多吃富含膳食纤维的食物，如各种粗杂粮、新鲜蔬果、红薯等，食用后可增加食物残渣，刺激胃肠蠕动，有利于清肠和排便。

◎适当吃一些有润肠作用的食物，特别是那些富含油脂的干果，如核桃仁、松子仁、芝麻、腰果、开心果、鲍鱼果等，它们可以作为肠道润滑剂，有利于通便。

◎肺热便秘者可多吃清热润肠的食物，如白菜、菠菜、莲藕、芹菜、香蕉等。

◎气虚便秘者可多吃健脾补肺的食物，如牛奶、山药、糯米、薏米、红枣、芝麻、猪肺等。

中医饮食调养方

香芹燕麦粥

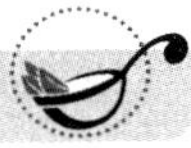

原料：燕麦片150克，芹菜50克，盐少许。

做法：1.将燕麦片淘洗干净；芹菜择洗干净，切丁。

2.锅中倒入适量清水，放入燕麦片，用大火煮沸，再用小火煮至软烂。

3.最后加盐，撒入芹菜丁略煮即可。

功效：润肠通便，有助于改善便秘。

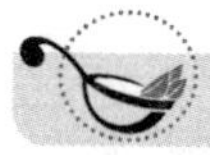

胡萝卜烩木耳

原料：胡萝卜1根，水发木耳20克，姜末、葱末、植物油、生抽、盐、鸡精各适量。

做法：1.胡萝卜洗净，切片；木耳择洗干净，撕成小片。

2.锅置火上，倒油烧至六成热，放入姜末、葱末爆香，倒入胡萝卜、木耳翻炒。

3.加入生抽，翻炒至熟，再加入盐、鸡精调味即可。

功效：清热润燥、润肺清肠，肺热便秘者可常食。

简便廉验的中医外治法

摩揉腹部

【选取部位】全腹，即骨盆和胸部之间的范围。

【操作方法】

1.取站位或仰卧位，身体放松，双掌重叠放在右下腹部。

2.稍用力沿顺时针方向摩揉全腹，注意力度要渗透进腹腔，让肠道跟随手掌在腹腔中震动，反复摩揉30～50遍。

【保健功效】健脾和胃、益气补肺，能促进肠道蠕动，有效改善便秘。

【注意事项】摩揉方向一定是顺时针，因为在中医里，顺时针为泻法，逆时针为补法，如果揉错方向就会适得其反，加重便秘。

敷脐法

【配方材料】取芒硝、栀子、桃仁、杏仁各15克，冰片少许。

【选取部位】肚脐。

【操作方法】

1.上药一起研成粉末，调匀，装瓶备用。

2.每次取适量药末，用蛋清调成膏状，贴敷于肚脐处，用纱布覆盖、胶布固定，每天换药1次。

【功效主治】清热泻火、润肠通便，可有效缓解燥热型便秘所致的大便燥结、腹部胀满、口干口臭等症状。

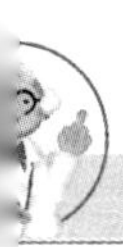

痤疮：滋阴清肺“痘”自祛

痤疮，俗称“青春痘”“粉刺”“痘痘”，一般随着青少年的成长发育而出现。它是毛囊皮脂腺单位的一种慢性炎症性皮肤病，当炎症性皮损消退后，常常会遗留色素沉着、持久性红斑、凹陷性或肥厚性瘢痕等，给爱美的人们带来不少烦恼。痤疮的发生与肺关系密切，因此，患者切忌自行购买外用药膏涂抹，应及时就医，明确病因后再对症治疗。

病因溯源及症状

西医认为，痤疮的发病主要与遗传、免疫和内分泌障碍、皮脂分泌过多、毛囊皮脂腺导管堵塞、细菌感染和炎症反应等因素密切相关。偏嗜重口味饮食、服用激素类药物、不当使用化妆品、环境变化及污染、不良作息和情绪等通常会诱发或加重痤疮。

从中医角度来看，痤疮多为因体内热气炽盛引起的，患者多喜欢辛辣、油腻、味重的食物，还有的因情绪不佳导致肺经热盛或脾胃湿热，时间长了就会灼伤阴津，血热则毒盛，瘀积于面部引发痤疮。所以，治疗时常以滋阴泻火、清肺解毒、凉血活血为原则。

痤疮好发于面部、额部、前胸、肩背部等富含皮脂腺的部位，常对称分布，多伴有皮脂溢出，相当于中医学的“肺风粉刺”。初期常表现为与毛囊一致的圆锥形丘疹，如白头或黑头粉刺等，随着病情的加重会逐渐发展为炎症性丘疹、脓疱、黯红色结节、囊肿等多形性皮损，还会伴有痒痛的感觉。临床上，根据痤疮皮损性质和严重程度，将痤疮分为3度4级。

痤疮分级	严重程度	主要症状
1级	轻度	仅有粉刺
2级	中度	除粉刺外，还有一些炎性丘疹
3级	中度	除粉刺外，还有较多的炎性丘疹或脓疱
4级	重度	除有粉刺、炎性丘疹及脓疱外，还有结节、囊肿或瘢痕

生活起居护理

◎不要相信某些小广告而往脸上乱抹药物，也不要用手去挤、挑、刮痤疮皮损，否则会使炎症加重，留下红印或瘢痕。

◎平时可用温水和硫磺皂洗面，选用乳剂、霜剂等油性较弱的护肤品，切忌涂抹油性大的护肤品或粉状的化妆品，以避免堵塞毛孔，加重炎症反应。

◎养成良好的作息习惯，保证充足的睡眠，不过度劳累，不熬夜。

◎保持良好心态，学会调控情绪，心态平和稳定，有利于减少痤疮的复发。

◎养成良好的排便习惯，保持大便通畅，有利于清除肺热，预防预防痤疮的复发。

饮食调理原则

◎饮食上宜多吃清淡食物，忌食油腻、高糖、腥发、辛辣刺激性食物。

◎多喝白开水，少喝或不喝含糖或酒精的饮料。

◎多吃富含膳食纤维和维生素的食物，如各种粗粮及芹菜、豆角、白菜、苹果、香蕉等新鲜果蔬，以保持大便通畅。

◎多吃清凉清热、生津润燥的食物，如莲藕、梨、白菜、薏米、鸭肉、百合等。

◎忌食性质温热的补益之品，如蜂蜜、蜂王浆、阿胶、高丽参等，以免加重痤疮。

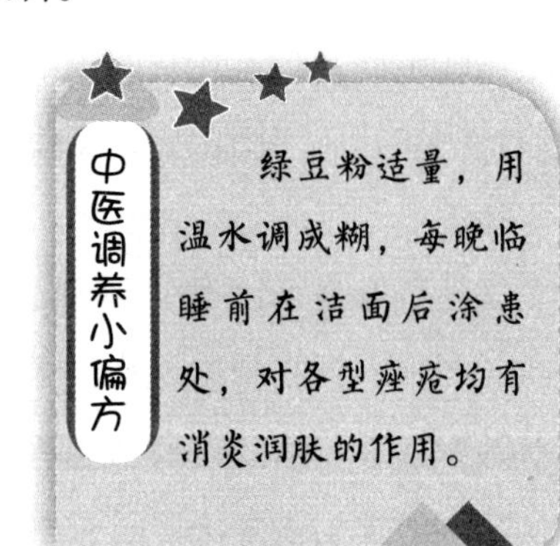

中医饮食调养方

薏米山楂粥

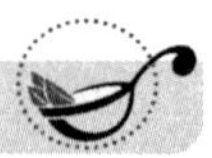

原料：薏米50克，山楂30克，白糖适量。

做法：1.将山楂洗净，放入锅中，加水煎取汁液。

2.薏米洗净，用清水浸泡2小时，放入山楂汁中煮粥。

3.将熟时加入白糖，调匀即可。

用法：每日1次，连续1个月。

功效：补肺清热、行气散瘀，适用于面油较多的各型痤疮患者。

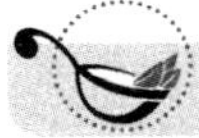

夏枯草粥

原料：夏枯草30克，大米50克。

做法：1.将夏枯草放入砂锅中，加入适量清水煎煮20分钟，滤渣取汁。

2.大米淘洗干净，放入夏枯草汁中煮成稀粥即可。

用法：每日1剂。

功效：清热凉血，消肿散结。适用于丘疹脓疱红肿明显者。

简便廉验的中医外治法

1 清肺祛痘足浴法

【足浴配方】牡丹皮、天冬10克，枇杷叶30克，桔梗15克。

【足浴方法】

1.将上述诸药一起放入砂锅中，加水2000毫升，大火煎煮30分钟，滤渣取汁。

2.将药汁倒入足浴器中，待温度适宜后泡脚。每日1次，每次20分钟，以10天为1个疗程。

【功效主治】滋阴润肺，清热凉血，散瘀消痈，祛湿化痰。适用于肺热痰湿型痤疮患者。

2 天然芦荟敷面法

【配方材料】鲜芦荟1小片。

【选取部位】整个面部。

【操作方法】

1.将芦荟洗净，捣碎或者榨汁。

2.晚上洁面后，将芦荟汁敷在脸上，20分钟后取下。每晚1次，7次为1疗程。

【功效主治】泻火解毒、消炎祛痘，可起到清肺祛痘的作用。

参考文献

[1] 杨力. 抗霾养肺书[M]. 北京：电子工业出版社，2015.

[2] 支修益. 养肺就是养气[M]. 南京：江苏科学技术出版社，2015.

[3] 倪诚. 养肺就是养命[M]. 长春：吉林科学技术出版社，2015.

[4] 赵承勇. 养好肺活百岁[M]. 北京：化学工业出版社，2015.

[5] 安健华. 养生先养肺[M]. 南京：江苏凤凰科学技术出版社，2014.